SCHÖN SEIN

Brigitte
Schön sein

Pflege · Haut und Haare · Entspannung

Ernährung · Bewegung · Make-up

Von **INGEBORG WITTMANN**

Ein Brigitte-Buch
im Mosaik Verlag

INGEBORG WITTMANN war Feuilletonredakteurin der Tageszeitung „Rheinpfalz“, Ludwigshafen,ehe sie nach Hamburg kam. Dort arbeitet sie seit 1970 im Kosmetik-Ressort von Brigitte. Sie betreut einen großen Teil der Fotoproduktionen zum Thema Schönheit.

MITARBEITER

Ilona E. Gerling, Dipl.-Sportlehrerin, Köln
Angelika Lange, Haarstylistin, Hamburg
Mau Reuss, Kosmetikerin und Visagistin, Hamburg
Dr. Jörg Stute, Dermatologe und Psychotherapeut, Hamburg
Astrid Wronsky-Weisenberg, Fitness-Trainerin, Hamburg
Fotos: Jérome Tisné, Titel
Karin Elmers (9), Dinah Hayt (12), Christina Jentzsch (8),
Olaf Krönke (6), Charlotte March (4), Lars Matzen (4),
Peter Pfander (4), Jérome Tisné (18),
Gestaltung: Meyer, Blunck & Sennewald
Herausgeberin: Anne Volk
Lektorat: Marita Heinz
Produktion: Bernd Bartmann, Druckzentrale G + J
Satz: Type + Litho, Klaus Sakuth GmbH, Hamburg
Lithografie: Bütehorn GmbH, Hannover
Druck: Mohndruck, Gütersloh

5 4 3 2 1
Printed in Germany
ISBN 3-576-00982-5

Inhalt

INHALT

Ich bin *ich*

Schön sein – was heißt das eigentlich? Das bin ich von Natur aus oder eben nicht, meinen Sie? So einfach ist das gottlob nicht, denn jeder Mensch hat eine andere Vorstellung von Schönheit. Der eine liebt die Molligen, der andere die Dünnen. Der nächste ist fasziniert von roten Haaren und der übernächste von braunen Augen. Da Sie's ohnehin nicht jedem recht machen können, tun Sie am besten soviel wie möglich dafür, mit sich selbst zufrieden zu sein.

SELBSTBEWUSSTSEIN STEHT AM ANFANG ALLER SCHÖNHEIT. Sehen Sie sich unvoreingenommen im Spiegel an, bevor Sie sich zum hoffnungslosen Fall erklären. Jeder Mensch, jede Frau hat etwas ganz Tolles: eine schöne Haut, wunderbare Naturlocken, eine interessante Haarfarbe, endlose Beine... Von Kopf bis Fuß perfekt zu sein, das schaffen nicht einmal die Schönen vom Titelblatt. Sie haben nur den Trick raus zu zeigen, was makellos ist, und gekonnt von dem abzulenken, was sie an sich nicht so super finden.

LASSEN SIE SICH NICHT VON SCHÖNHEITSIDEALEN VERWIRREN. Die ändern sich ohnehin alle paar Jahre. Schönsein hat vor allem etwas mit Ihrer Ausstrahlung zu tun. Die altert nicht, im Gegensatz zu Ihrer Haut. Geliebt werden nicht die perfekt Geschminkten, sondern die Lebendigen, die lachen und weinen können, auch wenn die Wimperntusche mal davonläuft. Wenn Sie sich mögen, wenn Sie liebevoll – und manchmal auch nachsichtig – sagen können: „Ich bin ich", dann ist das die beste Voraussetzung dafür, schön zu sein.

Das finden Sie schwierig? Sie können es lernen! Nehmen Sie sich Zeit für Ihre Schönheitspflege. Sie ist kein Luxus, sondern hat sehr viel mit Wohlbefinden und mit Gesundheit zu tun. Reiben Sie sich die Creme nicht lieblos ins Gesicht, weil das nun mal gut sein soll. Fühlen Sie ganz bewußt, wie die Hände Ihre Haut berühren. Sie werden gleich viel sanfter mit ihr umgehen. Das bringt mehr für Ihre Schönheit als die teuerste Creme.

DIES IST KEIN BUCH FÜR KOSMETIK-PROFIS, sondern für Frauen, die vor lauter Überangebot nicht mehr wissen, was sinnvoll ist und was nicht. Für alle, die aus der Pflege ihres Körpers keinen Full-Time-Job machen wollen und können. Suchen Sie sich heraus, was zu Ihnen paßt.

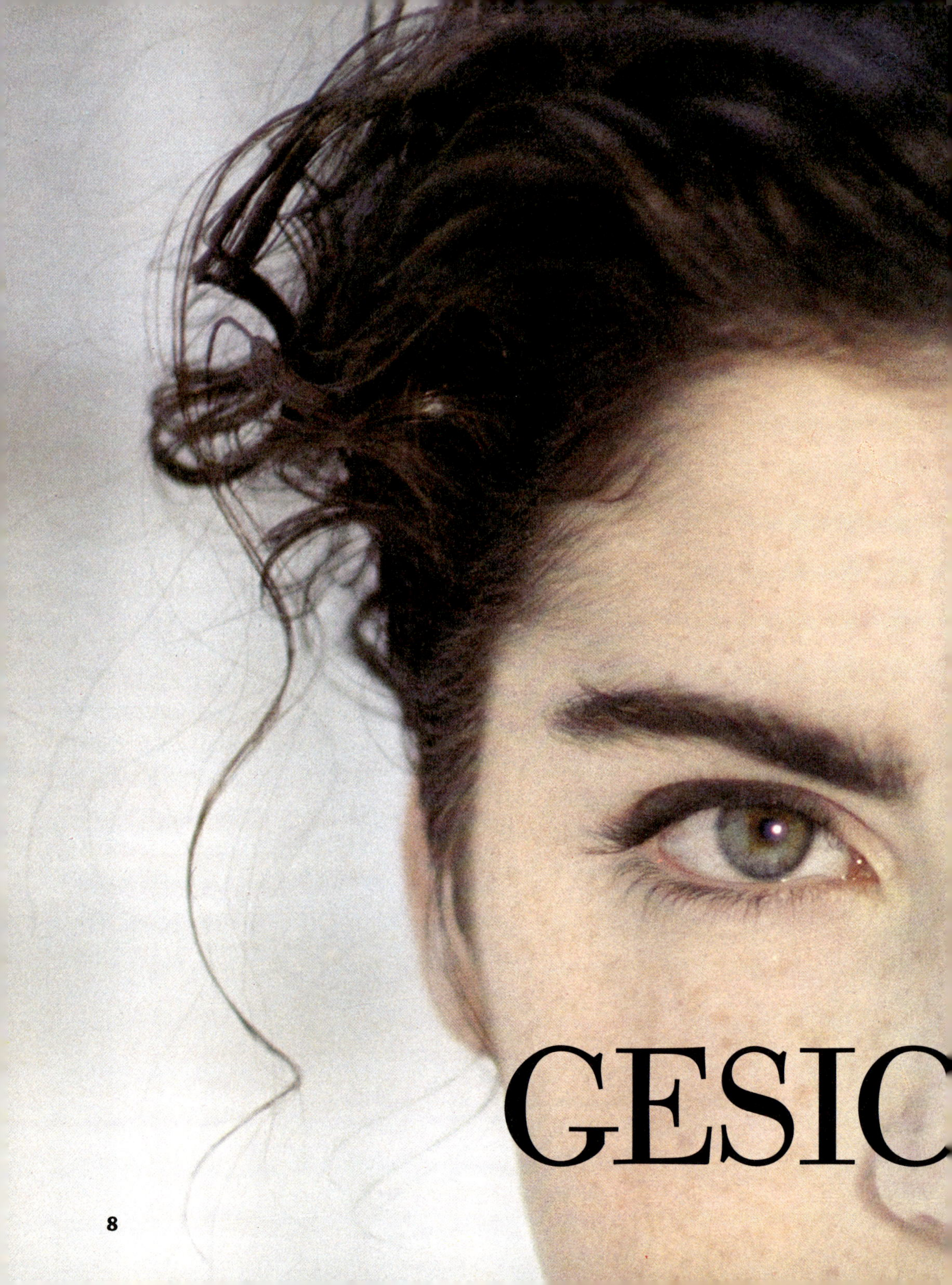

GESIC

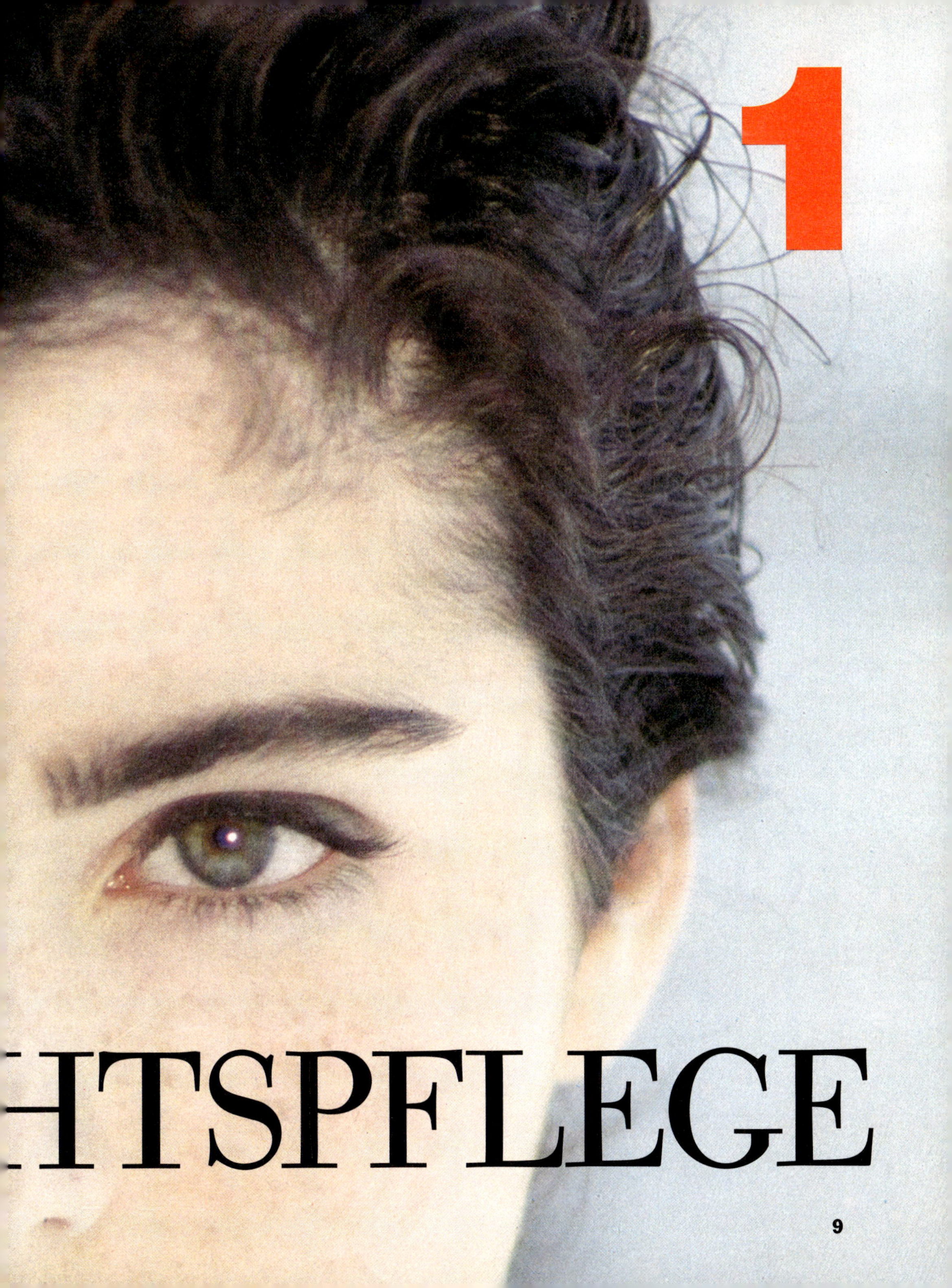

1

HTSPFLEGE

Reinigung – *so sanft* wie möglich

Wasser allein kann nicht entfernen, was sich tagsüber auf Ihrem Gesicht abgelagert hat: Schweiß und Talg, Hautschüppchen, der Schmutz aus der Luft, Make-up. Das alles muß runter – und zwar möglichst schonend, denn jede Reinigung entzieht der Haut schützende Fette und Feuchtigkeit. Klar, daß anschließend gecremt werden muß, um die Haut wieder ins Gleichgewicht zu bringen. Beides, gründlich reinigen und sorgfältig eincremen, lohnt sich besonders am Abend. Die Haut hat einen Biorhythmus: Nachts teilen und erneuern sich die Zellen eifriger als am Tag, und die Haut nimmt die Wirkstoffe der Cremes viel besser auf. Je früher am Abend Sie reinigen und cremen, um so mehr nützt es!

GANZ WICHTIG: Egal, welche Reinigungsprodukte Sie verwenden, sie müssen gründlich entfernt werden. Rückstände des Reinigungsprodukts, vor allen Dingen Seife, können die Haut irritieren. Also sollten Sie mit viel klarem Wasser nachspülen oder ein Gesichtswasser zur Nachreinigung verwenden.

MIT WASSER UND SEIFE – das ist die simpelste Art, das Gesicht zu waschen. Nichts spricht dagegen, wenn Sie eine gesunde oder fettige Haut haben! Wasser und Seife sollen zwar den Säuremantel der Haut angreifen, aber der regeneriert sich bei einer gesunden Haut ohnehin in einer Stunde von selbst wieder. Spülen Sie mit viel klarem Wasser nach, bevor Sie Ihre Pflegecreme auftragen. Falls Sie Augen-Make-up benutzt haben: Das sollten Sie besser nicht mit Wasser und Seife entfernen, sondern mit einem Augen-Make-up-Entferner.

REINIGUNGSMILCH wird auf die trockene Haut aufgetragen und dann mit Papiertüchern abgenommen. Das kann, je nach Produkt, mit trockenen oder feuchten Tüchern nötig sein – richten Sie sich nach der Gebrauchsanweisung. Hinterher sollten Sie auf jeden Fall mit warmem Wasser oder einem Gesichtswasser nachreinigen. Reinigungsmilch ist für jede Haut geeignet.

REINIGUNGSCREME enthält viel Fett und ist ideal für trockene Haut oder zum Entfernen eines starken Make-ups. Die Creme wird auf die trockene Haut aufgetragen und dann mit Wasser, Gesichtswasser oder Seife und Wasser abgenommen.

WASCHCREME wird direkt aus der Tube auf die feuchte Haut aufgetragen. Sie wird mit Wasser abgenommen und ist für jede Haut geeignet.

REINIGUNGSSCHAUM ist für alle Hauttypen geeignet. Er wird auf die feuchte Haut gegeben und dann mit klarem Wasser abgewaschen.

REINIGUNGSÖL entfernt auch ein starkes Make-up, muß aber anschließend gründlich mit Seife abgewaschen werden. Es ist deshalb nicht für trockene Haut zu empfehlen.

REINIGUNGSGEL: Die Waschsubstanzen sind hier in ein Gemisch von Wasser, Öl und Gel eingearbeitet. Je nach Produkt wird das Gel auf die trockene oder feuchte Haut aufgetragen. Es ist für normale und fettige Haut richtig.

GESICHTSWASSER sollte möglichst aus der gleichen Serie sein wie das Reinigungsprodukt. Beide ergänzen sich in der Regel. Gesichtswasser kann mehr für Ihre Haut tun als ein Reinigungsprodukt, das sofort wieder abgenommen wird: Es gibt Gesichtswässer, die der Haut Fett und Feuchtigkeit geben (gut für trockene Haut), spezielle Produkte für normale Haut und solche, die regulierend auf fettige Haut wirken. Vorsicht vor Gesichtswasser mit Alkohol, es entzieht der Haut zuviel Fett und Feuchtigkeit! Das ist nur sinnvoll bei sehr fettiger oder Akne-Haut (mehr dazu ab Seite 24).

REINIGUNG MORGENS: Für normale Haut genügt es vollkommen, wenn sie mit lauwarmem Wasser abgespült wird. Bei trockener und empfindlicher Haut wird das Gesicht mit einem Wattepad abgetupft, der mit Gesichtswasser getränkt ist. Nur die fettige Haut muß morgens genauso gründlich gereinigt werden wie abends.

Fünf Minuten für die ideale *Gesichtsmassage*

Jeden Morgen oder Abend fünf Minuten – das reicht, um aus dem Eincremen eine Gesichtsmassage mit Tiefenwirkung zu machen. Es lohnt sich wirklich, die acht Handgriffe dafür zu üben, denn mit den immer gleichen Bewegungen, mit denen Sie eine Creme auftragen, können Sie Ihrer Haut viel Gutes tun – oder im Lauf der Zeit Falten ins Gesicht massieren.

Die Gesichtsmassage, um die es hier geht, ist eine Mischung aus klassischer Gesichtsmassage und Shiatsu, einer japanischen Druckmassage, ähnlich der chinesischen Akupunktur. Durch gezielten Druck auf bestimmte Reizpunkte sollen seelische Spannungen und körperliche Beschwerden positiv beeinflußt werden. Die klassische Gesichtsmassage, die zu jeder kosmetischen Behandlung gehört, will die Durchblutung der Haut fördern und damit das Gewebe straffen. Die Mischung der beiden Massage-Techniken bringt's: Die Haut wird entspannt und geglättet.

Zuerst kommt immer die rechte Gesichtshälfte dran, dann die linke. Wenn nicht anders beschrieben, wird jeder Massagegriff zweimal wiederholt. Nehmen Sie zum Massieren den Mittel- und den Ringfinger, sie haben die geringste Kraft. Die Haut darf nicht gezerrt oder verschoben werden, sanfter Druck genügt. Tragen Sie die Creme vor jedem Massagegriff neu an der entsprechenden Stelle auf.

ACHTUNG: Wer ein schwaches Bindegewebe hat oder erweiterte Äderchen, sollte auf eine regelmäßige Massage verzichten.

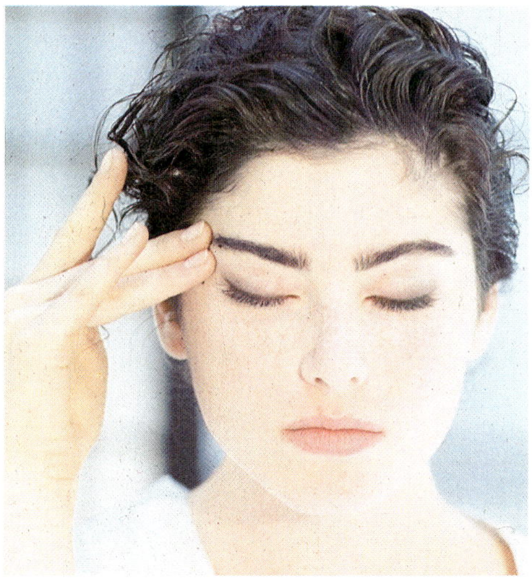

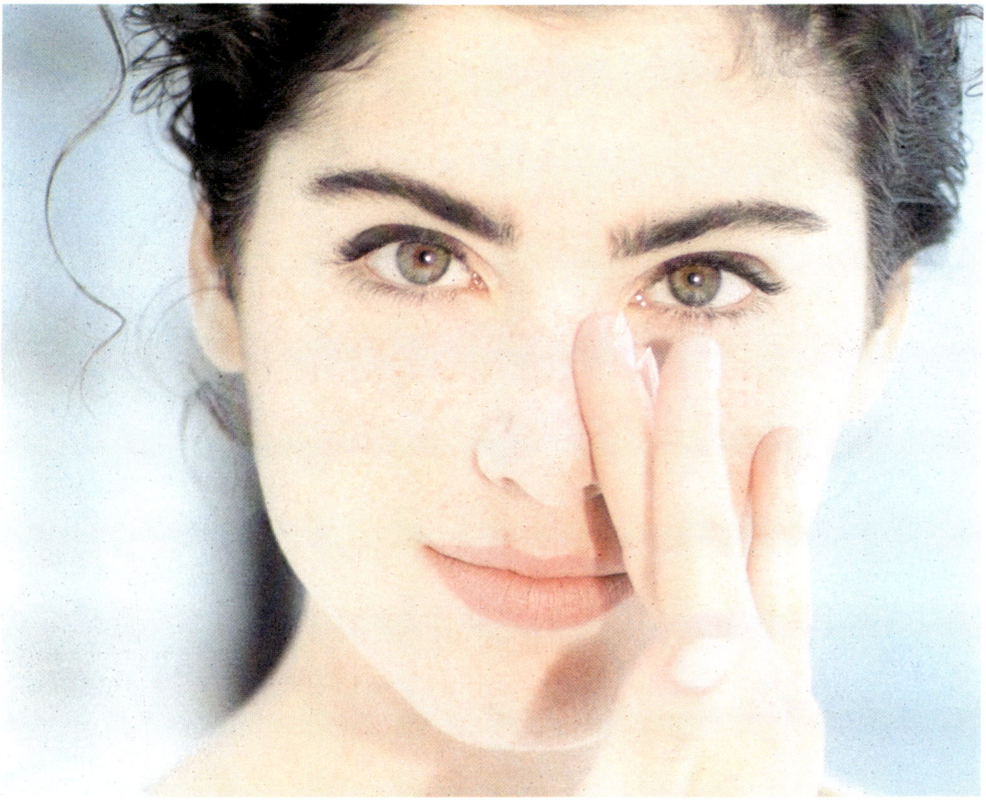

▲

◀ **STIRN** Streichen Sie von der Nasenwurzel gerade nach oben bis zum Haaransatz. Von da aus wandern Sie weiter am Haaransatz entlang bis zur Schläfe. Drücken Sie mit den Fingerspitzen für ein paar Sekunden leicht dagegen – hier sitzt der Schläfendruckpunkt. Dann wird das Ganze mit den Fingern der linken Hand zur linken Seite wiederholt. Diese Massage glättet Stirnfalten, der Druck auf die Schläfen kann bei Kopfschmerzen helfen.

NASE Als nächster Punkt wird die Nase massiert. Fahren Sie immer abwechselnd, mit den rechten Fingern an der linken, mit den linken Fingern an der rechten Nasenseite von oben nach unten. Zuletzt werden nur die Nasenflügel etwas fester auf- und abwärts massiert.

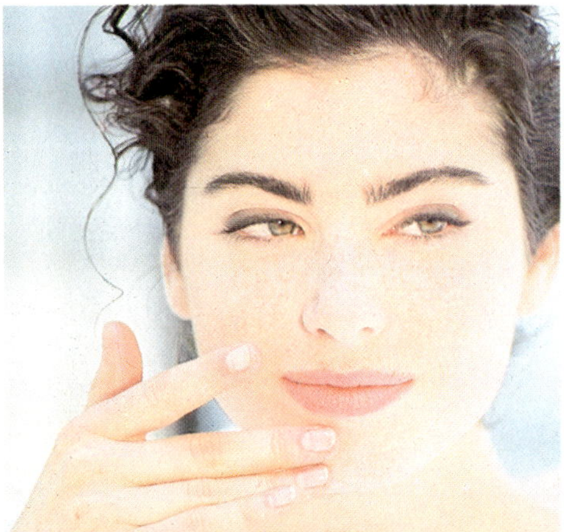

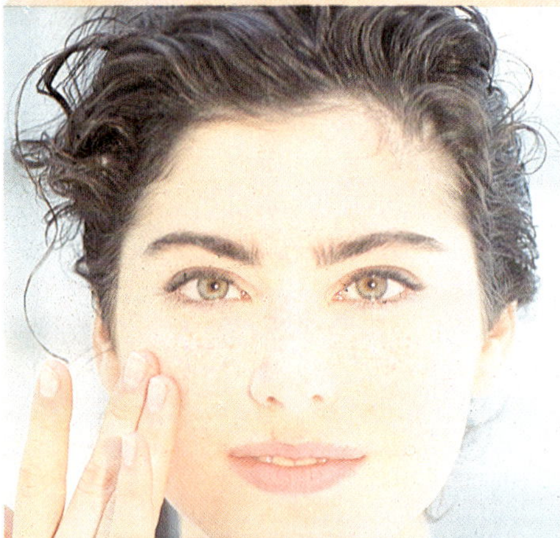

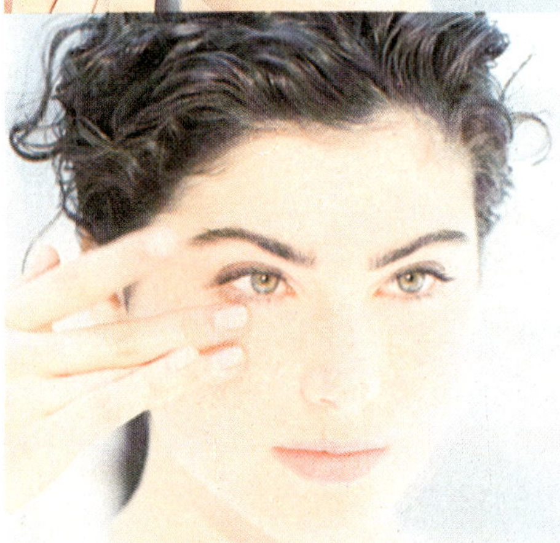

MUND Die Massage um den Mund beugt Fältchen vor: Die beiden Finger in die Mitte unter die Lippen setzen und von dort aus nach außen eben um den Mundwinkel herummassieren, abwechselnd mal rechts, mal links. Wenn Sie mit den Fingerspitzen über den Lippen angekommen sind, setzen Sie ab und fangen unten wieder an.

WANGEN Mit kleinen kreisenden Bewegungen nach außen (ganz wichtig!) werden drei Linien beschrieben. Die erste beginnt am Kinn und endet vor dem Ohrläppchen. Mit Druck aufs Ohr wird die erste Linie abgeschlossen. Die zweite geht von den Mundwinkeln bis zur Mitte des Ohrs. Da sitzt der Aurikularnerv. Drücken Sie ihn kurz, das soll beruhigen. Zuletzt massieren Sie vom Nasenflügel bis zur Schläfe und drücken da leicht. Das hält die Wangenpartie glatt und beugt Hängebäckchen vor.

AUGEN Zuerst wird der rechte innere Augenwinkel für drei Sekunden gepreßt. Streichen Sie dann um das Auge herum (oben nach außen, unten nach innen), bis Sie wieder im Augenwinkel angelangt sind. Da drücken Sie wieder. Wenn Sie alles zweimal wiederholt haben, pressen Sie kurz den Schläfenpunkt, bevor Sie um das linke Auge massieren.

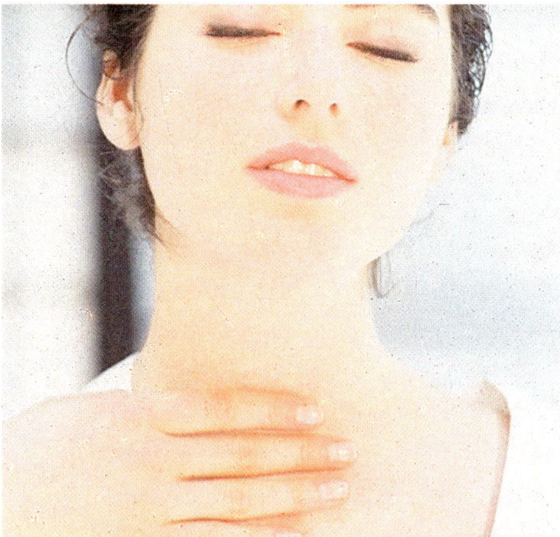

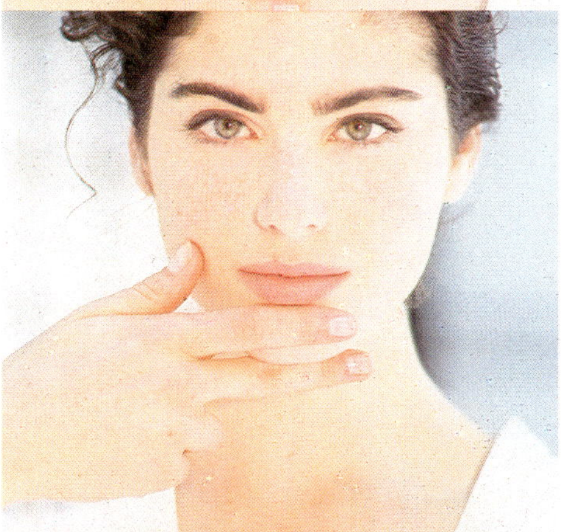

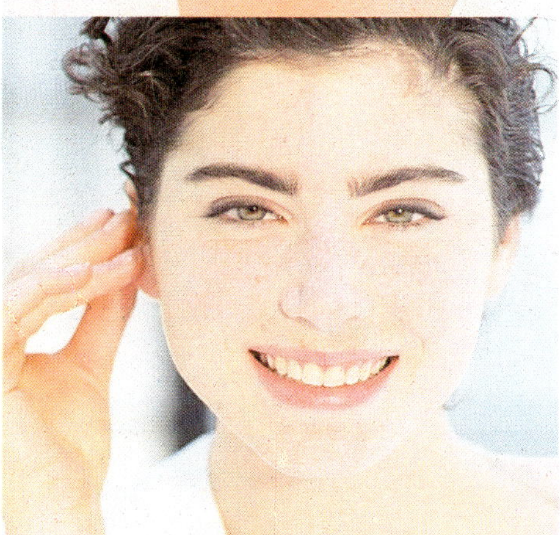

HALS Der Hals wird mit flachen, angespannten Händen massiert. Beginnen Sie in der Halsmitte, und streichen Sie abwechselnd mit beiden Händen von der Mitte bis zu den Seiten und wieder zurück – immer von unten nach oben. Klopfen Sie dann mit dem Handrücken leicht unter das Kinn.

KINN Spreizen Sie den rechten Mittel- und Zeigefinger, nehmen Sie das Kinn dazwischen, und streichen Sie von rechts nach links. Dann schließen Sie die Finger unter dem Kinn zur Faust, der Daumen liegt nun oben. So massieren Sie wieder zurück. Wenn Sie das zweimal wiederholt haben, wird mit der linken Hand von links nach rechts massiert.

OHREN Nehmen Sie das Ohrläppchen zwischen Daumen und Zeigefinger, und pressen Sie es für eine Sekunde. Dann kneten Sie in fünf kreisenden Bewegungen außen an der Ohrmuschel entlang nach oben und wieder zurück. Danach wird das linke Ohr massiert. Diese Massage soll Energie geben und munter machen.

Damit die Augenumgebung lange *glatt* bleibt

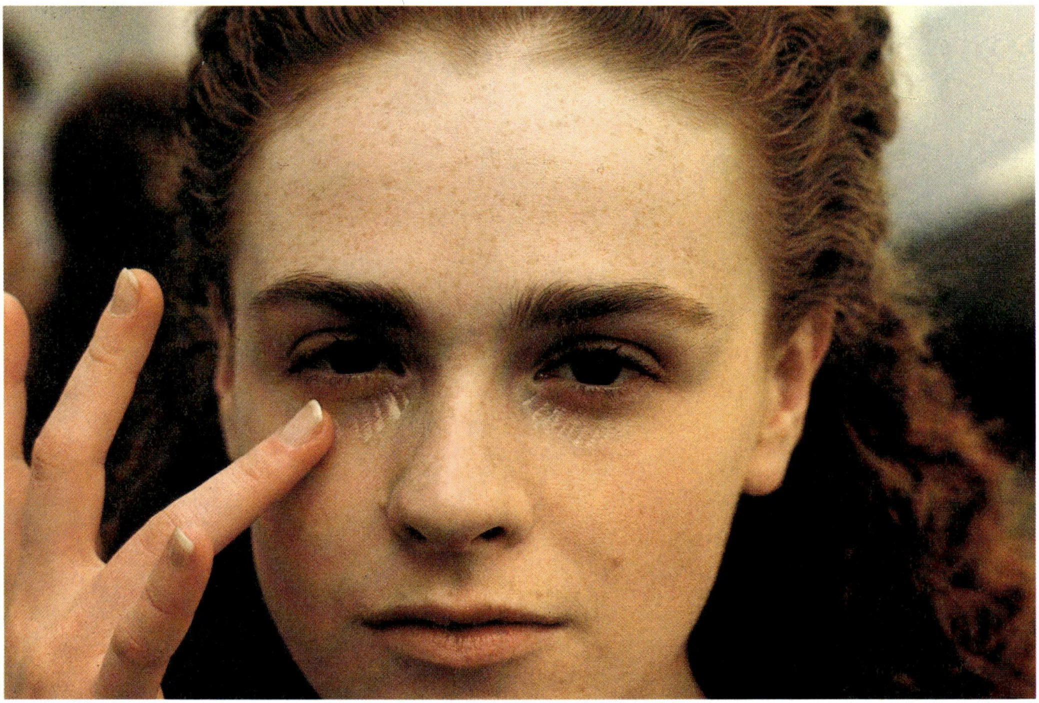

Lachfalten um die Augen sind ganz normal. Alle anderen Fältchen können Sie sich eine ganze Weile ersparen, wenn Sie die Augenumgebung pfleglich behandeln. Ausgerechnet die Partie unter den Augen ist besonders dünnhäutig. Die Haut ist da nur einen halben Millimeter dick, hat kaum Schweiß- und Talgdrüsen, wenig Stützmuskulatur und noch nicht mal ein polsterndes Unterhautfettgewebe. Hier zeigen sich schnell die ersten Falten, wenn Sie beim Eincremen achtlos zerren und reiben; wenn Sie ein Sonnen- oder Solarienfan sind; wenn Sie das Geld für eine Sonnenbrille sparen und lieber kräftig blinzeln; wenn Sie Ihre Gucke-Brille in der Handtasche statt auf der Nase tragen.

Wenn die Falten erst mal da sind, lassen sie sich kaum noch wegpflegen. Selbst die teuersten Cremes glätten nur um Bruchteile von Millimetern. Was nun nicht heißt, daß Sie mit 16 Ihr Taschengeld für die ziemlich teuren Augencremes ausgeben müssen. Da genügt wirklich noch die normale Hautcreme als Schutz für die Augenumgebung. Mit 20 (bei trockener Haut), spätestens aber mit 25 sollten Sie dann mit der Extra-Pflege beginnen.

DIE REINIGUNG: Wenn Sie weder Wimperntusche noch Lidschatten verwenden, können Sie dieses Kapitel überschlagen und bei der Augenpflege weiterlesen. Dann genügt nämlich das normale Reinigungsprodukt, das Sie für das ganze Gesicht benutzen, für die Haut um die Augen. Das reicht nicht, wenn Sie auch nur Wimperntusche verwenden: Dann brauchen Sie einen richtigen Augen-Make-up-Entferner. Der muß, wenn Wimperntusche oder Lidschatten wasserfest sind, auf jeden Fall ölhaltig sein. Bequem zu handhaben sind die ölgetränkten Pads. Die legen Sie auf die geschlossenen Augen und wischen dann erst den Lidschatten ab – oben von innen nach außen und unten von außen nach innen. Die Wimpern werden von oben nach unten saubergemacht. Genauso sollten Sie auch vorgehen, wenn Sie ein Gel oder eine Lotion benutzen, um die Augenumgebung zu reinigen. Verwenden Sie dann fest gepreßte Wattepads oder Papiertücher. Normale Watte kann fusseln und ins Auge gehen. Falls Sie Öliges um die Augen nicht vertragen können: kein wasserfestes Augen-Make-up benutzen und zur Reinigung nur ein fettfreies Gel oder eine Lotion ohne Öl verwenden. (Manchmal genügt auch warmes Wasser!) Achten Sie beim Einkaufen darauf: Lotionen gibt's mit und ohne Öl! Die letzten Reste der Wimperntusche kann man wunderbar mit einem in Entferner getauchten Wattestäbchen säubern. Und das sollten Sie auch wirklich tun: Schlecht gereinigte Wimpern werden spröde und brechen leicht ab. Und sie können die Ursache für Lidrandentzündungen sein.

SANFTE PFLEGE: Cremes und Gels zur Pflege der Augenumgebung sind reich an glättenden und feuchtigkeitsbindenden Wirkstoffen. Meistens enthalten sie auch noch einen UV-Filter, der gegen Licht und Sonne schützt. Alle Augenpflegeprodukte sind besonders hautverträglich und sorgfältig konserviert, denn sie können im wahrsten

Sinne des Wortes in die Augen gehen und Reizungen oder Infektionen hervorrufen. Ein besonderes Kapitel sind die fetthaltigen Cremes: sie „spreiten" auf der Haut, das heißt sie krabbeln von allein in die Augen. Wenn die sich dann röten und zu tränen beginnen, hat das nichts mit der Qualität des Produkts zu tun, sondern nur mit der Empfindlichkeit Ihrer Augen: sie können kein Fett oder Öl vertragen. Dann heißt's umsteigen auf ein fettfreies Pflegegel. Egal, ob Sie eine Creme oder ein Gel zur Pflege verwenden: Setzen Sie kleine Punkte davon rings ums Auge, und klopfen Sie die Creme vorsichtig ein. Am besten mit dem Mittel- oder Ringfinger, die üben den geringsten Druck aus.

GUT FÜR DIE WIMPERN: Wie dicht und wie lang die Wimpern werden, ist schon vor der Geburt genetisch festgelegt, genauso wie ihre Farbe. Länger und dichter können sie durch tollste Pflege nicht werden, wohl aber fester und geschmeidiger – zum Beispiel, wenn Sie regelmäßig Kieselerde (Reformhaus) oder Vitamintabletten schlucken. Gut sind auch die No-Colour-Mascaras, die keine Farbe, dafür aber um so mehr Pflegestoffe für die Wimpern enthalten: Öle, Bienenwachs, das wimperneigene Keratin, Liposome. Sie sorgen dafür, daß die Wimpern nicht spröde werden und abbrechen.

DUNKLE RINGE UNTER DEN AUGEN sind kein Zeichen für unsoliden Lebenswandel, sondern für eine besonders dünne Haut: Die Blutgefäße schimmern durch. Machen kann man dagegen nichts. Sie können nur mit hautfarbenen Stiften oder Cremes abdecken. Oder mit grünem Make-up, das dann allerdings mit Grundierung kaschiert werden muß (siehe dazu Seite 123).

GESCHWOLLENE LIDER können ganz verschiedene Ursachen haben: ein zu flaches Kopfkissen, zuviel Salz im Essen, lange Nächte in verräucherten Kneipen, zuviel Alkohol. Wenn Sie der Schock morgens vor dem Spiegel trifft: Packen Sie sich für zehn Minuten zwei kühle, feuchte Teebeutel auf die Augen. Auch Kompressen mit Kräuterextrakten (Augentrost, Fenchel oder Melisse) helfen. Mit der oft empfohlenen Kamille sollten Sie lieber vorsichtig umgehen: Manche Augen reagieren auf Kamille empfindlich.

GRIESSKÖRNER, von Fachleuten Milien genannt, sind weiße Talgablagerungen, die sich in der Augenumgebung einnisten. Weil sie unter der Haut sitzen, können sie nur von einer Kosmetikerin oder einem Hautarzt entfernt werden.

ROTE AUGEN sind eine Schutzreaktion: Bei Reizen von außen wird die Produktion der Tränenflüssigkeit angekurbelt. Damit kommt auch die Blutzirkulation in Gang: Die Gefäße erweitern sich und füllen sich mit Blut, in den Augen erscheinen rote Äderchen. Wenn Ihre Augen auf Zugluft oder verräucherte Räume so reagieren, hilft es schon, sich mit beiden Händen kaltes Wasser ins Gesicht zu schaufeln. Das reicht nicht, wenn permanenter Zug aus der Klimaanlage die Ursache ist. Der trocknet die Augen auch noch aus. In solchen Fällen verschreibt der Augenarzt Tropfen, die nichts anderes sind als künstliche Tränenflüssigkeit. Vorsicht bei Augentropfen, die in Sekunden strahlend weiße Augäpfel machen! Sie enthalten gefäßverengende Wirkstoffe und dürfen deshalb nur sehr gelegentlich benutzt werden – obwohl es sie rezeptfrei in der Apotheke gibt. Auch allergische Reaktionen auf Cremes oder Make-up können an roten Augen schuld sein. Dann lassen Sie am besten nacheinander immer eins der verwendeten Produkte weg. So können Sie herausfinden, auf welches Sie allergisch reagieren.

Augentraining

Sehtherapeuten sind davon überzeugt, daß man mit Augentraining sogar etwas gegen Kurz- und Weitsichtigkeit ausrichten kann. Fest steht, daß die Seh-Übungen die Augenregion entspannen und ihre Muskeln stärken: Die folgenden Übungen stammen aus dem Trainingsprogramm der Schweizer Sehtherapeutin und Psychologin Rosa Maria Berner.

1. Zur Entspannung der Augen – nützlich für alle, die am Bildschirm arbeiten oder stundenlang Handarbeiten machen: Werfen Sie immer wieder einen Blick aus dem Fenster, oder lassen Sie die Augen im Raum wandern. Wenn Sie anfangen zu starren: Lächeln Sie. Das entspannt – nicht nur die Augen.

2. Gegen trockene Augen: Gähnen Sie laut und kräftig. Ihre Augen werden dabei in Tränenflüssigkeit gebadet.

3. Gegen müde Augen: Reiben Sie die Handflächen, bis sie warm sind. Decken Sie dann die geschlossenen Augen mit den aufgewärmten gewölbten Handflächen ab. Etwa 10 Minuten lang – danach sehen Sie klarer und kontrastreicher (Bildschirm!).

4. Zur Entspannung und Durchblutung der Augenmuskeln: Nehmen Sie ein Sonnenbad (notfalls kann es auch eine 100-Watt-Birne sein). Die Lider locker schließen, nicht zukneifen. Bewegen Sie den Kopf langsam im Licht: von rechts nach links, von oben nach unten. Danach die Handflächen warmreiben und die Augen abdecken, bevor Sie sie wieder öffnen – mit Blick in den Schatten.

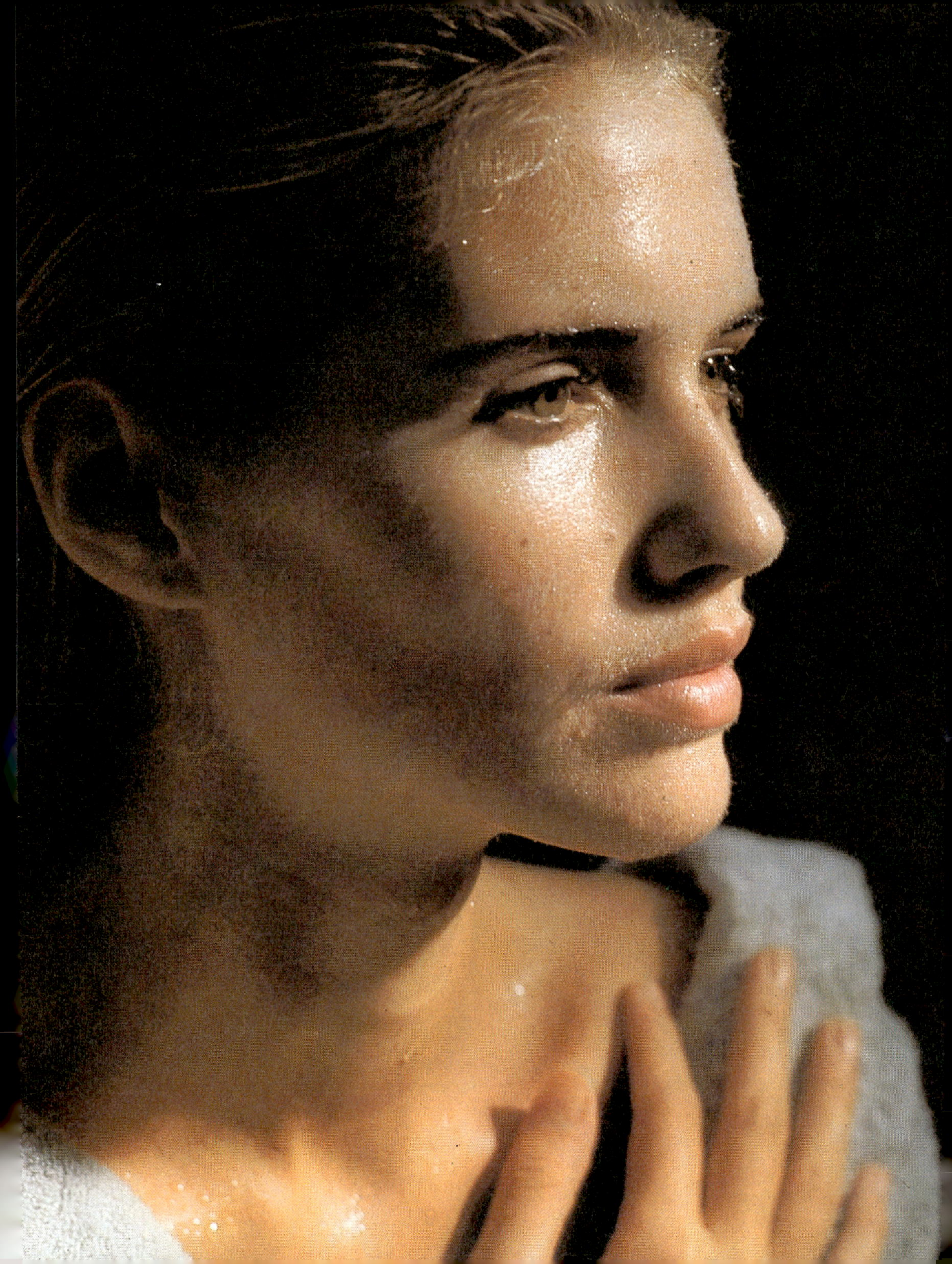

So bringen Sie Ihre Gesichtshaut in *Hochform*

Eins ist bei jeder Haut gleich, egal, welchem Hauttyp Sie angehören: sie juckt, spannt und schuppt, wenn es ihr an Fett und/oder Feuchtigkeit fehlt. Gesunde Haut hat einen natürlichen Schutz. Sie ist mit einem leichten Fettfilm überzogen. Der verhindert, daß die Feuchtigkeit in der Haut zu rasch verdunstet. Diesen Schutzfilm zerstören wir durch allzu rabiates Waschen. Normalerweise gleicht die Natur den Streß für die Haut selbst wieder aus: Nach spätestens einer Stunde ist der Schutzfilm wieder da. Wenn die Haut gesund ist! Warum also zusätzliche Pflege? Weil gerade das Gesicht ständig strapazierenden Umwelteinflüssen ausgesetzt ist. Das sind Heizungsluft und Klimaanlage, Kälte, Wind und – als größter Feind – die Sonne. Davor muß die Haut geschützt werden, damit sie intakt bleibt oder wieder funktionsfähig wird, wenn ihr Gleichgewicht gestört ist. Der Sinn einer vernünftigen Pflege ist es also, die Haut gesund zu erhalten. Gesunde Haut ist immer schön, auch mit Fältchen. Gegen das Älterwerden der Haut können wir nämlich nicht ancremen, wohl aber gegen ihr vorzeitiges Altern.

JUNGE HAUT: Junge und gesunde Haut ist ganz einfach zu pflegen: Feuchtigkeitscreme morgens und abends – das genügt. Wenn die Haut trotzdem spannt, verwenden Sie eine Creme, die Fett und Feuchtigkeit enthält. Preiswerte Pflege für die junge Haut gibt es zum Beispiel in Apotheken. Wer nicht mehr ganz jung ist und wer Hautprobleme hat, muß klären:

WELCHEN HAUTTYP HABE ICH? Das ist oft nicht ganz leicht festzustellen. Die normale Haut – rosig und feinporig – ist rar, fast jede Haut hat eine Tendenz zur trockenen oder zur fettigen Haut. Die meisten Frauen haben beides: trockene Augen- und Wangenpartien und eine mehr oder weniger fette Haut auf Stirn,

Nase und Kinn. Eine Mischhaut also. Die trockene Haut ist feinporig und knittert am schnellsten. Die fettige Haut können Sie am Fettglanz erkennen. Sie neigt zu Unreinheiten, ist oft blaß, weil schlecht durchblutet, bleibt dafür aber auch am längsten glatt. Eine empfindliche Haut ist meistens die Folge falscher Pflege: Die trockene Haut hat zuviel Feuchtigkeit und zuwenig Fett bekommen – sie ist rissig geworden. Oder eine fettige Haut ist mit zu üppigen Cremes behandelt worden. Nun ist unsere Haut aber im Winter durch Heizungsluft und Kälte trockener als im Sommer. Am Meer ist sie besser befeuchtet als im Binnenland. Auch die Hormone spielen eine Rolle. Die fettige Haut der Pubertät wird im Laufe der Jahre immer trockener. Geht's uns gut, sieht man es unserer rosigen Haut an. Geht's uns schlecht, wirkt sie fahl und grau. Es reicht also leider nicht, einmal den Hauttyp festzustellen und uns mit den entsprechenden Pflege- und Reinigungsprodukten einzudecken. Wir müssen uns mehr Mühe machen und die jahreszeitlichen, hormonalen und psychischen Schwankungen unserer Haut beobachten – und das Pflegeprogramm darauf abstimmen.

DIE TROCKENE HAUT kann nicht ausreichend Feuchtigkeit speichern. Also Feuchtigkeitcremes? So einfach ist das nicht. Ihrer Haut fehlt Fett, damit sie ihre eigene, natürliche Feuchtigkeit bewahren kann. Die ersten Anzeichen für eine trockene Haut: sie spannt, schuppt leicht und juckt. Wenn Sie sie jetzt mit Feuchtigkeitscremes pflegen, kann es passieren, daß die Haut noch trockener wird: weil die Feuchtigkeit auf der Hautoberfläche verdunstet und ihr dabei das Wasser aus den oberen Hautschichten entzieht. Geben Sie Ihrer Haut also soviel Fett wie nötig. Denken Sie daran, besonders trockene Stellen wie die Augenumgebung vorbeugend mit einer Spezialcreme zu behandeln, denn da zeigen sich Trokkenfältchen zuerst. Ihrer Haut tun Creme- und Feuchtigkeitsmasken (oder -ampullen) gut – regelmäßig ein- bis zweimal pro Woche und besonders nach Sonnenbädern, mit denen Sie ohnehin vorsichtig sein sollten. Für trockene Haut sind Liposomcremes und -gels (siehe Seite 158) hilfreich, weil sie Fett- und Feuchtigkeitsbinder tiefer in die Hornschicht bringen als herkömmliche Cremes. Liposomcremes sind teuer – und leider sind die teuersten auch wirklich die wirksamsten!

DIE FETTIGE HAUT ist von Natur aus pflegeleichter und robuster als die trockene Haut. Wer allerdings zuviel Fett auf die Haut bringt, darf sich über Mitesser und Pickel nicht wundern. Also: wenig Fett und viel Feuchtigkeit für die Pflege! Wäßrige Emulsionen, die möglichst keine Fette enthalten, die komedogen wirken (das heißt Mitesser auslösend und ist auf der Packung angegeben), sind am besten. Ob Sie die richtige Creme benutzen, können Sie selbst testen: Ist sie nach dem Eincremen nach fünf Minuten gut eingezogen? Fühlt sich die Haut nach drei Stunden weich und glatt an, ohne zu glänzen? Dann haben Sie das richtige Produkt. Reinigungsmasken klären die fettige Haut. Sie sind noch wirksamer, wenn Sie vorher ein sanftes Peeling gemacht haben. Das tut Ihrer Haut ohnehin einmal pro Woche gut. Hautunreinheiten können Sie mit einem antiseptischen Gesichtswasser betupfen und darüber entzündungshemmende Creme oder Puder geben.

DIE SENSIBLE HAUT ist nach Meinung vieler Dermatologen nichts anderes als eine falsch gepflegte, meistens eine überpflegte Haut. Sie haben ihr wahrscheinlich zuviel Fett oder Feuchtigkeit gegeben. Lassen Sie sie also möglichst in Ruhe: ganz milde Reinigungsprodukte abends, morgens nur ein sanftes Gesichtswasser oder lauwarmes Wasser, das genügt. Wie Sie das rechte Maß an Fett und Feuchtigkeit finden, damit sich Ihre Haut wieder normalisiert, das erklärt Ihnen am besten eine Kosmetikerin. (Siehe auch: Allergien, Seite 52.)

Die Haut ist der Spiegel der Seele. Sie reagiert daher ganz schön heftig, wenn wir uns in ihr nicht wohl fühlen. Von nicht kontrollierbaren Schweißausbrüchen in Streß-Situationen bis hin zu einer blühenden Akne, die nicht immer hormonell bedingt sein muß, sondern zum Beispiel auch ausdrücken kann, daß ein Mensch seine eigene Sexualität ablehnt ... Wenn der Hautarzt nicht helfen kann, scheuen Sie sich nicht, einen Psychotherapeuten um Rat zu fragen.

Akne – *kein Grund* zu verzweifeln

Ausgerechnet in der Pubertät, wo man ohnehin genug mit der Umstellung seines Körpers zu tun hat, spielt die Haut verrückt: Was glatt und feinporig war, kriegt plötzlich Mitesser (Komedonen), die sich zu eitrigen Pickeln und Pusteln auswachsen können. In schlimmen Fällen bilden sich auch noch dicke Akneknoten, die sich zunächst als schmerzhafte Beule unter der Haut ankündigen und nach wochenlangem Abheilen oft sichtbare Narben hinterlassen. Das muß nicht sein. Wer nur vereinzelt mal ein paar Mitesser oder Pickel hat, kann das ganz gut mit den Akneprodukten, die es in der Apotheke zu kaufen gibt, selbst in den Griff kriegen. Alle anderen schwereren Formen der Akne muß der Hautarzt behandeln. Bei einem Expertentreffen in Barcelona stellte sich heraus: Nur jeder siebte Aknepatient geht zum Arzt, weil er sich selbst die Schuld für seine miese Haut gibt. Dabei geht es gerade bei Akne keineswegs nur um die Heilung der Haut. Aknepatienten haben meist wenig Selbstwertgefühl. Das kann zu Depressionen und sozialer Isolation führen. Beides erzeugt Streß – und der verschlimmert die Akne. Dabei kann eine rechtzeitige Behandlung Besserung und oft auch Heilung bringen. Geduld muß man allerdings haben: Sechs bis acht Wochen dauert es mindestens, bis die Haut sich sichtbar bessert.

WIE ENTSTEHT AKNE? Mit der Pubertät beginnt die hormonelle Umstellung des Körpers – und damit eben auch in vielen Fällen die Akne. Die männlichen Keimdrüsenhormone, die bei Frauen in der Nebennierenrinde entstehen, regen die Produktion der Talgdrüsen an. Je nach Veranlagung verstopfen sie, der Talg kann nicht mehr abfließen. Auf den Talgdrüsenausgängen bilden sich Pfropfen, die Mitesser. Wenn sie sich durch Bakterien oder Pilze, die sich auf der Haut oder in den Talggängen befinden, zusätzlich infizieren, entstehen Entzündungen. Das hat nichts mit mangelnder Sauberkeit zu tun, Akne kann jeder bekommen. Die Veranlagung dazu ist allerdings erblich. Und: Akne ist nicht nur eine Pubertätserscheinung, sie kann Sie auch während der Schwangerschaft und bis etwa zum 40. Lebensjahr erwischen.

WAS KANN DER HAUTARZT TUN? In leichteren Fällen wird er die Pusteln und Komedonen aufstechen – das pikst, ist aber zu ertragen und notwendig, damit die verordneten Cremes besser wirken können. Das kann auch eine gute Kosmetikerin, die müssen Sie allerdings aus eigener Tasche bezahlen. Behandelt wird die Akne dann mit einer Schältherapie. Sie stoppt die übermäßige Verhornung an der Hautoberfläche und in den Poren. Verwendet werden dazu Präparate, die Benzoylperoxyd (siehe Seite 156) oder Vitamin-A-Säure enthalten. Die Haut reagiert darauf wie auf einen starken Sonnenbrand – sie schuppt ab. Die Propfen in den Talgdrüsen werden gelöst, der Talg kann wieder abfließen. Gegen die Bakterien, die für die Entzündungen verantwortlich sind, werden Antibiotika eingesetzt. Auch die Pille kann Besserung bringen. Für Frauen mit Hautproblemen gibt es spezielle Pillen, die neben Östrogen Antiandrogene enthalten.

WAS SIE SELBST TUN KÖNNEN: Quetschen Sie nicht an Mitessern und Pickeln herum. Das macht alles nur noch schlimmer und bringt eventuell sogar Narben ein. Gelegentliche Mitesser und Pickel können Sie mit einem Dampfbad aufweichen, bevor Sie Aknecreme auftragen. Akne entsteht nicht nur auf fettiger Haut. Auch trockene, empfindliche Haut kann Pusteln und Pickel kriegen. Die trockene Haut wird morgens und abend mit einer milden Reinigungsmilch oder Babyseife gereinigt. Der fettigen tun ein Syndet (siehe Seite 158) und warmes Wasser gut. Sie verträgt auch hin und wieder ein sanftes Peeling. Wenn Sie eine leichte Akne haben, die nicht ärztlich behandelt werden muß: Benutzen Sie Feuchtigkeitscreme ohne viel Fett. Problemstellen mit desinfizierenden Akne-Produkten betupfen.

DIÄT GEGEN AKNE? Es gibt keine spezielle Akne-Diät, und weder Schokolade noch Cola oder die Leberwurststulle begünstigen sie generell. Trotzdem kommt es vor, daß nach bestimmten Nahrungsmitteln die Pickel sprießen. Wenn Sie das feststellen, dann lassen Sie einfach weg, was Ihnen nicht guttut.

AKNE-NARBEN sind ein schwieriges Kapitel! Die erhabenen können nach dem Abheilen abgeschliffen werden – meistens in mehreren Sitzungen, denn wenn zuviel weggenommen wird, gibt's neue Narben. Bei tiefliegenden Aknespuren können Unterspritzungen mit Kollagen oder Eigenfett helfen.

Extras für die Haut: Masken und Ampullen

Masken sind die schnellen Schönmacher, weil sie die Haut aufpolstern und für ein paar Stunden glatt und rosig aussehen lassen. Einige Ampullen, unter dem Make-up aufgetragen, können das auch. In der Regel sind Ampullen aber richtige Kuren für die Haut, die über einen gewissen Zeitraum (steht auf der Packung) regelmäßig angewendet werden sollen – zum Beispiel nach allzu intensiven Sonnenbändern.

WAS AMPULLEN KÖNNEN: Sie glätten Knitterfältchen, die durch den Verlust von Feuchtigkeit entstanden sind. Mimische Falten können sie nicht ausbügeln – trotz ihrer geballten Wirkstoffkomplexe aus Pflanzenextrakten, Vitaminen, Elastin, Kollagen, Hyaluronsäure . . . (siehe Seite 157). Das Ziel der Wirkstoffkonzentrate, die in Gel oder Lotionen (mit oder ohne Fett) verarbeitet sind: die Haut praller und glatter zu machen, zu beruhigen und zu entspannen, zu regenerieren und den Stoffwechsel anzuregen. Ampullen enthalten in der Regel keine Konservierungsstoffe, weil sie vakuumverschlossen sind und nach dem Öffnen der Flasche sofort verbraucht werden: In jeder ist die Wirkstoffmenge für eine Anwendung. Ampullen sind überflüssig bei junger Haut – und sie ersetzen nicht die normalen Pflegeprodukte.

WAS MASKEN GUTES TUN: Auch Masken sind ein Zusatzprogramm und kein Ersatz für die tägliche Pflege. Sie können ein- bis zweimal pro Woche aufgetragen werden. Kein anderes kosmetisches Produkt zeigt so rasch seine positive Wirkung: Falten werden gemildert, die Haut wird klarer und sieht strahlend und gesund aus. Masken wirken – bis auf Schaummasken – alle nach dem gleichen Prinzip: sie dichten vorübergehend die Haut ab. Das kurbelt die Durchblutung an und läßt die Haut praller und rosiger aussehen. Junge Haut hat solche Unterstützung im Normalfall noch nicht nötig. Bei fettiger, unreiner Haut tut allerdings eine reinigende Maske einmal pro Woche gut. Auch eine feuchtigkeitsspendende Schaummaske nach einem ausgedehnten Sonnenbad kann nicht schaden. Wer Lust hat, kann sich auch selbst eine Maske anrühren.

Zum Beispiel:

ERFRISCHUNGSMASKE: Einen halben Becher Joghurt oder Kefir zusammen mit dem Saft einer halben Zitrone verrühren. Zehn Minuten wirken lassen – das macht die Haut ganz weich.

REINIGUNGSMASKE: Einen Würfel Hefe mit lauwarmer Milch zu einem Brei verrühren und für 15 Minuten auftragen. Oder Heilerde aus der Apotheke anrühren und aufpinseln.

BEVOR SIE EINE MASKE BENUTZEN, sollten Sie die Gebrauchsanweisung genau durchlesen. Manche Masken dürfen bis zu den Augen und über Hals und Dekolleté aufgetragen werden, andere nicht. Es gibt Masken, bei denen Sie sich hinterher eincremen müssen. Halten Sie sich an die Einwirkungszeit – die Beschaffenheit der Maske ist darauf abgestimmt. Masken werden immer auf die gereinigte Haut aufgetragen, sonst nützen sie nicht viel. Ein Dampfbad vorher kann die Wirkung der Masken erhöhen (nicht bei erweiterten Äderchen!).

REINIGENDE MASKEN lösen Verhornungen, legen verstopfte Poren frei und regulieren übermäßige Fettproduktion der Haut. Bei tiefenreinigenden Masken sind oft feine Schleifpartikel mit eingearbeitet, die beim Abnehmen der Maske zusätzlich wie ein Peeling wirken. Reinigungsmasken werden mit feuchten Tüchern abgenommen.

FEUCHTIGKEITSMASKEN sind für alle Hauttypen geeignet. Feuchtigkeitsmasken bleiben elastisch, sie trocknen nicht an – mit Ausnahme der Gelmasken. Sie polstern trockene, zu Fältchen neigende Haut mit reichlich Feuchtigkeit auf und wirken beruhigend auf empfindliche Haut. Viele können bis unter die Augen, auf Hals und Dekolleté aufgetragen werden.

SCHAUMMASKEN gehören strenggenommen zu den Feuchtigkeitsmasken. Ihr großer Vorteil: Sie ziehen nach ein paar Minuten vollkommen ein, das umständliche Abnehmen fällt flach.

STRAFFENDE MASKEN: Dazu gehören Crememasken und alle, die auf der Haut fest werden. Crememasken schleusen außer Fett und Feuchtigkeit hohe Wirkstoffdosen in die Haut, die die Zellenerneuerung aktivieren und die Haut nach und nach regenerieren sollen. Bei allen Masken, die fest werden, wird eine intensive Durchblutung angeregt. Deshalb Vorsicht bei erweiterten Äderchen.

Was der *Hautarzt* für Ihre Schönheit tun kann

Er entfernt von Falten bis Warzen alles, was Sie stört.

FALTEN: Es muß nicht gleich ein Face-Lifting sein! Der Hautarzt kann Falten mit tierischem Kollagen oder Eigenfett, das aus Bauch, Po oder Oberschenkeln abgesaugt wird, unterspritzen. Das ist trotz örtlicher Betäubung kein reines Vergnügen. Unterspritzt werden können: die senkrechten Falten über der Nase, Krähenfüße an den Augenwinkeln, die Falte zwischen Mund und Nase, Kräuselfältchen um die Lippen, Längsfalten auf den Wangen, tieferliegende Aknenarben. Wird Kollagen verwendet, muß ein Allergietest gemacht werden. Kollagen baut sich wieder ab, es muß immer wieder unterspritzt werden. Auch das körpereigene Fett bleibt nur zur Hälfte unter der Falte. Deshalb muß auch diese Behandlung wiederholt werden. Teuer sind beide Verfahren (bis zu 1000 Mark pro Falte), außerdem nicht frei von gesundheitlichen Risiken: Unsachgemäß gesetzte Spritzen können Blutergüsse oder Taubheitsgefühle hervorrufen, im schlimmsten Fall werden Gesichtsnerven verletzt.

LEBERFLECKEN, FEUERMALE, AUCH BLUTSCHWÄMMCHEN werden durch Laser entfernt, ohne daß Narben zurückbleiben. Da Leberflecken nicht immer harmlos sind (Hautkrebsgefahr!), werden sie in Zweifelsfällen ausgeschnitten, damit das Gewebe untersucht werden kann.

WARZEN – vorausgesetzt, sie sind nicht krebsverdächtig – können chemisch verätzt und dann herausgehoben oder durch eine Laserbestrahlung entfernt werden.

NARBEN: Erhabene können abgeschliffen oder mit einer Lasertherapie behandelt werden. Tief eingesunkene werden mit Kollagen oder Eigenfett aufgefüllt.

ERWEITERTE ÄDERCHEN: Gegen sie werden Laserstrahlen oder die Kaltnadel eingesetzt. Bei der Kaltnadelbehandlung fließt Strom durch eine dünne Nadel und verödet die Äderchen.

TÄTOWIERUNGEN entfernt der Laser. Danach wird die Haut zunächst ganz weiß. Normalerweise nimmt sie nach ein paar Wochen ihre natürliche Farbe wieder an. Sie kann aber auch weiß bleiben!

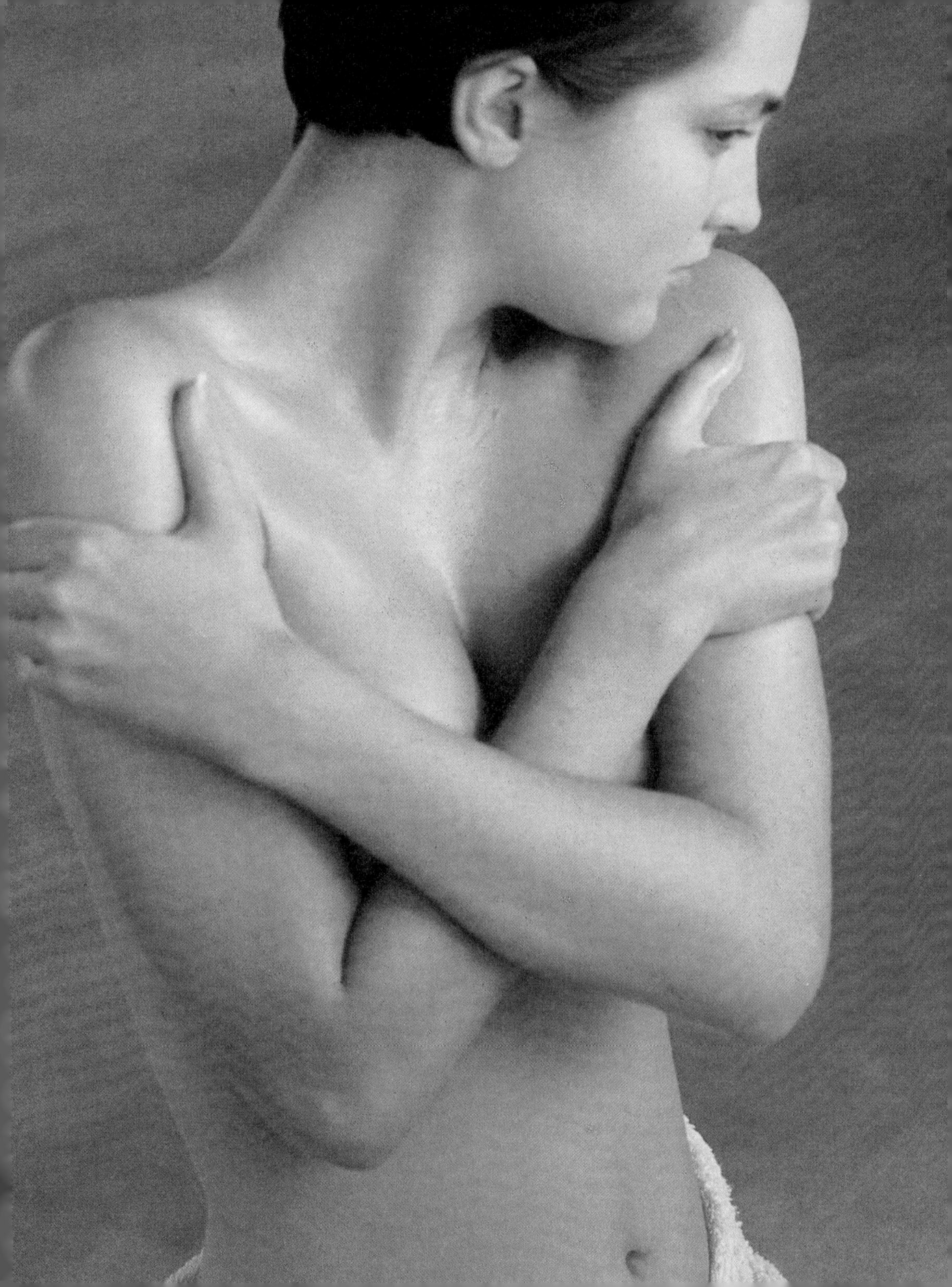

Schöne Zähne sind ein *Grund* zu *strahlen*

Gepflegte Zähne sind einfach schön – auch wenn sie nicht strahlend weiß sind. Das hat die Natur ja gar nicht vorgesehen! Auch ein schiefgewachsener Schneidezahn sollte kein Grund sein, eines ebenmäßigen Hollywood-Gebisses wegen einen gesunden Zahn abzuschleifen und zu überkronen. Gerade kleine Unregelmäßigkeiten, die nur zu Ihnen gehören, können besonders liebenswert sein. Anders ist es natürlich, wenn zum Beispiel die obere und untere Zahnreihe nicht gut aufeinanderpassen. Das muß korrigiert werden, damit die Zähne länger gesund bleiben.

ZÄHNE REGULIEREN: Das ist auch noch bei Erwachsenen möglich. Dazu muß eine festsitzende Zahnspange getragen werden. Jeder Zahn wird mit einem Metallplättchen versehen, die Zahnreihe mit Drähten fixiert. Der sanfte Druck rückt die Zähne allmählich wieder in die Reihe. Das kann bis zu zwei Jahren dauern. Statt der deutlich sichtbaren Metallauflagen gibt es seit neuestem auch durchsichtige Kunststoffbänder. Sie eignen sich aber nicht für jede Korrektur, und es fehlt noch an Langzeiterfahrung damit.

STRAHLEND WEISSE ZÄHNE kann Ihnen jeder Zahnarzt machen. Dabei wird der einzelne Zahn chemisch leicht aufgerauht und mit einem Kunststoff überzogen, der dann unter Licht gehärtet wird. Bonding heißt dieses Verfahren. Vorteil: Die Zähne müssen nicht – wie beim Überkronen – abgeschliffen werden. Nachteil: Die weißen Zähne halten nicht sehr lange. Oft muß die Prozedur schon nach einem Jahr wiederholt werden. Die Bonding-Methode ist nur für Schneidezähne geeignet. Bei den übrigen Zähnen nutzt sich der Kunststoff zu rasch ab. Die reine Verschönerung Ihrer Zähne bezahlt die Krankenkasse nicht. Mit Kunststoff können aber auch abgebrochene Ecken repariert werden – dann zahlt die Kasse. Einzelne nachgedunkelte Zähne oder ein Zahn, der nach einer Wurzelbehandlung schwarz geworden ist, können mit Wasserstoff gebleicht und mit Kunststoff aufgefüllt werden. Dieses „Bleaching" hält bestenfalls vier Jahre vor.

ZAHNLÜCKEN FÜLLEN: Einzelne herausgebrochen Zähne – nach einer Sportverletzung zum Beispiel – kann der Zahnarzt wieder fest im Kiefer verankern, wenn Sie so schnell wie möglich hingehen (den Zahn im Mund behalten, damit er nicht austrocknet). Bei zwei oder drei fehlenden Zähnen baut der Zahnarzt eine Brücke: Dazu werden rechts und links von der Lücke zwei Zähne abgeschliffen. An ihnen wird die Brücke mit Ersatzzähnen befestigt. Wenn mehr als drei Zähne fehlen, ist eine herausnehmbare Teilprothese notwendig. In manchen Fällen können künstliche Zähne auch mit einer künstlichen Wurzel fest im Kiefer verankert werden.

ANGST VORM ZAHNARZT? Drücken sollten Sie sich trotzdem nicht. Seit der Gesundheitsreform sind Sie verpflichtet, wenigstens einmal im Jahr zum Zahnarzt zu gehen, auch wenn nichts weh tut. Kinder und Jugendliche müssen sogar zweimal pro Jahr zur Vorsorgeuntersuchung. Wenn Ihnen der Zahnarzt bestätigt, daß Sie Ihre Zähne regelmäßig pflegen, zahlt die Kasse später mehr für eventuell notwendigen Zahnersatz. Wenn Sie der Gedanke an den Zahnarzt graust: Sagen Sie ihm vorweg, daß Sie Angst haben. Schmerzhafte Behandlungen wird er dann nur unter Betäubung vornehmen. Wer wirklich zweimal im Jahr zur Untersuchung geht, hat ohnehin in der Regel nichts Schlimmes zu befürchten.

ZAHNPFLEGE: Das heißt vor allen Dingen gründlich putzen und das wenigstens zweimal am Tag: morgens nach dem Frühstück, abends vor dem Zubettgehen. Ideal wäre es, nach jeder Mahlzeit zu putzen. Wichtig ist die richtige Putztechnik, damit Speisereste und Beläge auch wirklich gründlich entfernt werden. Zielloses Hin- und Herschrubben bringt nichts. Geputzt wird von Rot (Zahnfleisch) nach Weiß (Zähne). Die Innen- und die Außenseiten müssen gründlich bearbeitet werden, auch die Kauflächen. Das dauert mindestens drei Minuten. Ob Sie eine elektrische oder eine normale Zahnbürste verwenden, ist Geschmackssache. Nach spätestens zwei Monaten ist eine neue Bürste fällig. Naturborsten taugen nicht zum Zähneputzen, sie sind der ideale Nährboden für Bakterien. Noch etwas: Meiden Sie Zucker und Zuckerhaltiges (auch bei Getränken), wenn Sie Ihre Zähne lange gesund erhalten wollen.

KÖRPERPFL

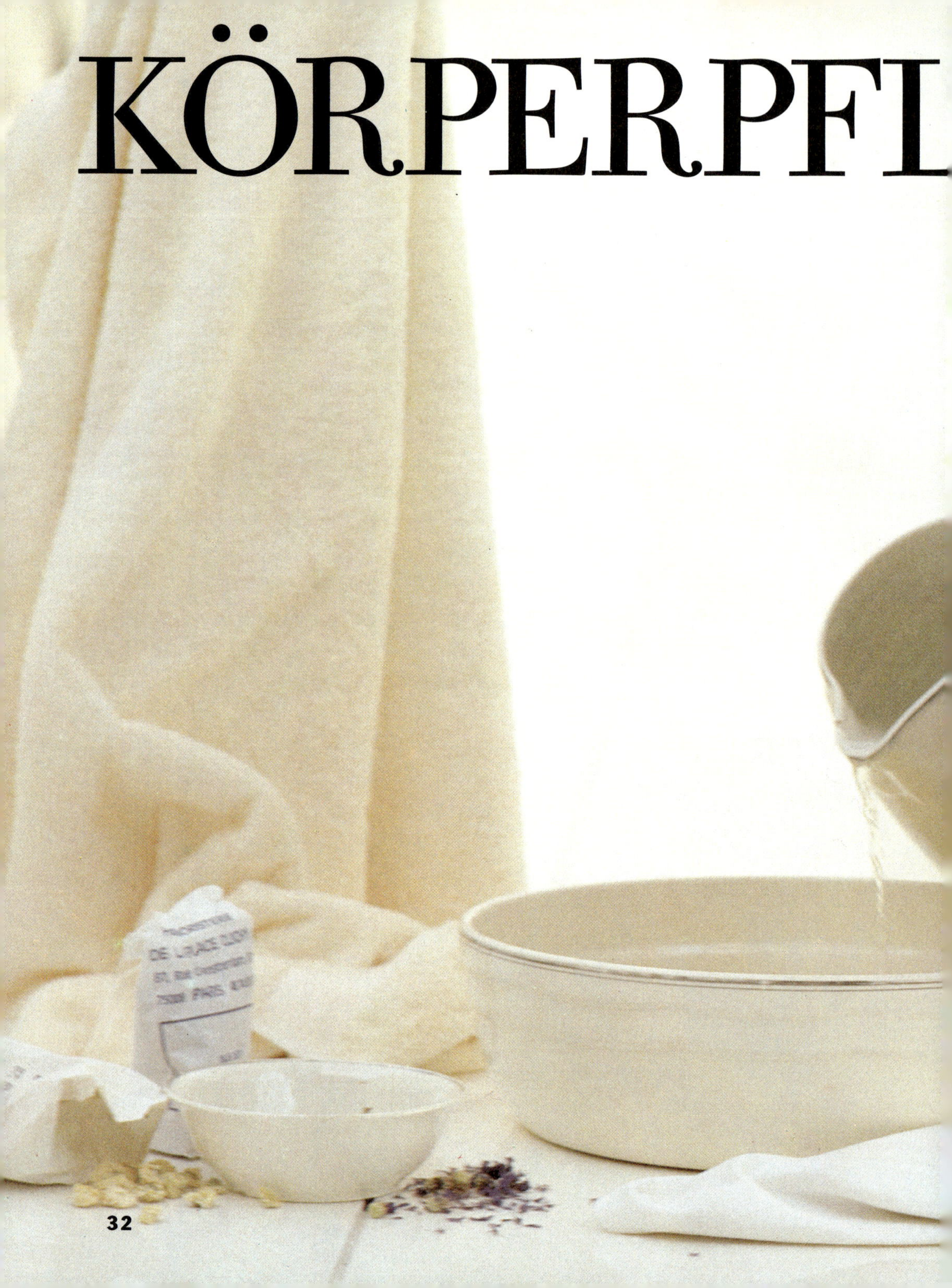

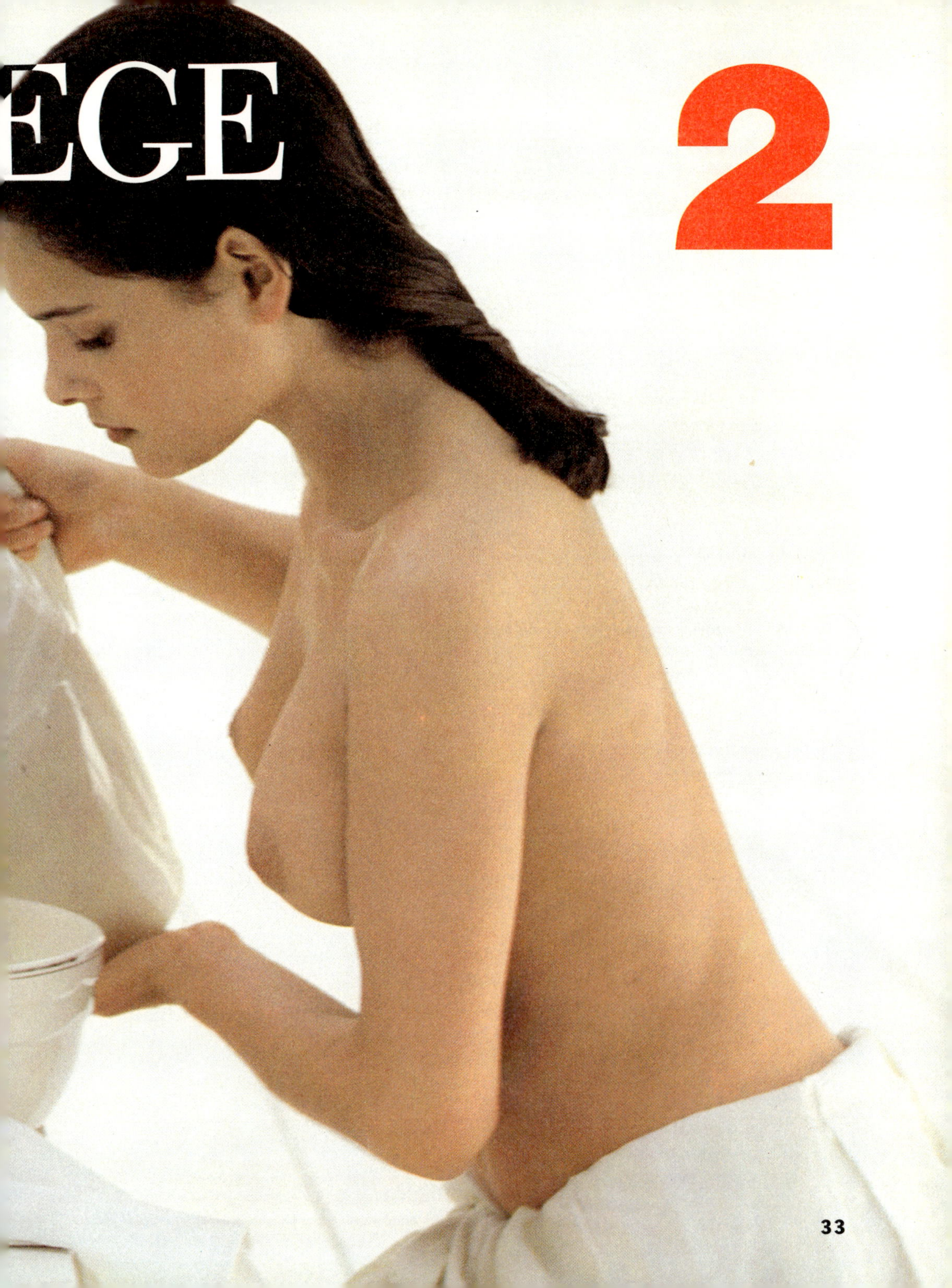
EGE
2

Zuviel des Guten tut der Haut *nicht gut*

Jede Haut kann austrocknen und spröde werden, sogar eine fettige Haut, wenn sie zu oft und zu gründlich entfettet wird. Und das genau tun wir bei allzu großer Schaumschlägerei unter der Dusche oder in der Badewanne. Wenn Sie sich aber jedes Mal danach mit einer Bodylotion eincremen? Leider kann das der Haut, wenn sie schon spröde ist, noch den Rest geben: Denn durch ihren hohen Wasseranteil verdunstet die Lotion auf der Haut und entzieht ihr so den letzten Rest an Feuchtigkeit. Auf diese Art supergepflegte Haut spannt und fühlt sich rauh an. Hautärzte kennen das – und ihr Rat: Waschen Sie sich nicht so gründlich! Es genügt, sich da einzuseifen, wo es not tut: Achselhöhlen, Intimbereich, Füße. Wenn Sie nicht gerade Schmutzarbeit gemacht haben, reichen für den Rest warmes Wasser und der Seifenschaum, der runterläuft. Sparen Sie an der Seife oder am Duschgel, nicht aber am Wasser: Seifenreste auf der Haut können zu Irritationen führen.

DUSCHEN: Wechselduschen machen munter, schützen vor Erkältungen und fördern die Durchblutung. Das Bindegewebe kann nicht so schnell erschlaffen, die Haut bleibt straff. Mit warmem Wasser beginnen und mit kühlem (es muß nicht kalt sein!) aufhören – zwei- bis dreimal wechseln. Mit dem warmen Wasser dürfen Sie doppelt so lange duschen wie mit dem kalten. An heißen Tagen oder nach schweißtreibendem Sport sollten Sie nur lauwarm duschen. Heißes oder kaltes Wasser kurbelt den Kreislauf an, und Sie schwitzen noch mehr. Praktisch für Sport und Reise sind die Duschzusätze, die für Haut und Haar gedacht sind. Vorsicht allerdings bei fettigem Haar, diese Produkte enthalten oft Rückfetter!

BADEN: So schön es ist, im heißen Wasser vor sich hinzuträumen, gönnen Sie sich das Vergnügen höchstens ein- bis zweimal die Woche – zur Entspannung, nicht zur Reinigung. Bleiben Sie nicht länger als 20 Minuten in der Wanne. Höher als 37 Grad sollte die Wassertemperatur nicht sein. Schaumbäder entziehen der Haut durch die darin enthaltenen Tenside (die waschaktiven Substanzen) und die Wärme des Wassers unnötig viel Fett und Feuchtigkeit, auch wenn sie mit Rückfettern ausgestattet sind. Das mag für eine fettige Haut gerade noch gut sein, trockene und empfindliche Haut wird rauh und spröde. Gucken Sie sich nach einem Schaumbad die Wanne an: Die Tenside sind so wirksam, daß nicht einmal ein Rand zurückbleibt! Anders ist das mit Ölbädern: Ihr Fett sitzt wie ein Film auf Ihrer Haut – eincremen brauchen Sie sich hinterher nicht mehr. Ölbäder sind nichts für eine fettige Haut, einer trokkenen können sie guttun. Ihr Reinigungseffekt reicht bei einer normalen oder trockenen Haut völlig aus – also keine zusätzliche Seife! Ein Mittelding zwischen Schaum- und Ölbädern sind die Cremebäder, die etwas gründlicher reinigen als Ölbäder und stärker rückfettend sind als Schaumbäder.

KRÄUTER FÜRS BAD wirken auf zwei Arten: Einmal über die Haut und zum andern durch das Inhalieren. Atmen Sie also tief durch! Belebend wirken Badezusätze wie Rosmarin, Minze, Fichtennadel. Entspannend und beruhigend: Lavendel, Hopfen, Melisse und Johanniskraut. Kräuterbäder können Sie fertig kaufen oder aus getrockneten Kräutern selber herstellen: Kochen Sie einen Tee, lassen Sie ihn ziehen, und gießen Sie den Sud ohne Blätter in die Wanne.

EINCREMEN: Für normale oder trockene Haut ist es wichtig, daß sie nach dem Duschen oder Baden eingecremt wird. Trockene Haut braucht eine fetthaltige Creme oder Emulsion. Beide ziehen zwar nicht so schnell ein wie nur Feuchtigkeit spendende Lotionen, geben aber der trockenen Haut den notwendigen Schutzfilm. Normale Haut ist mit einer Bodylotion gut bedient, solange die Haut davon nicht trockener wird. Das müssen Sie selbst herausfinden. Fettige Haut braucht eigentlich nur dann eingecremt zu werden, wenn sie spannt. Kühlende Körpergels sind angenehm an heißen Tagen oder nach einem Sonnenbrand, ersetzen aber nicht das Eincremen nach dem Duschen.

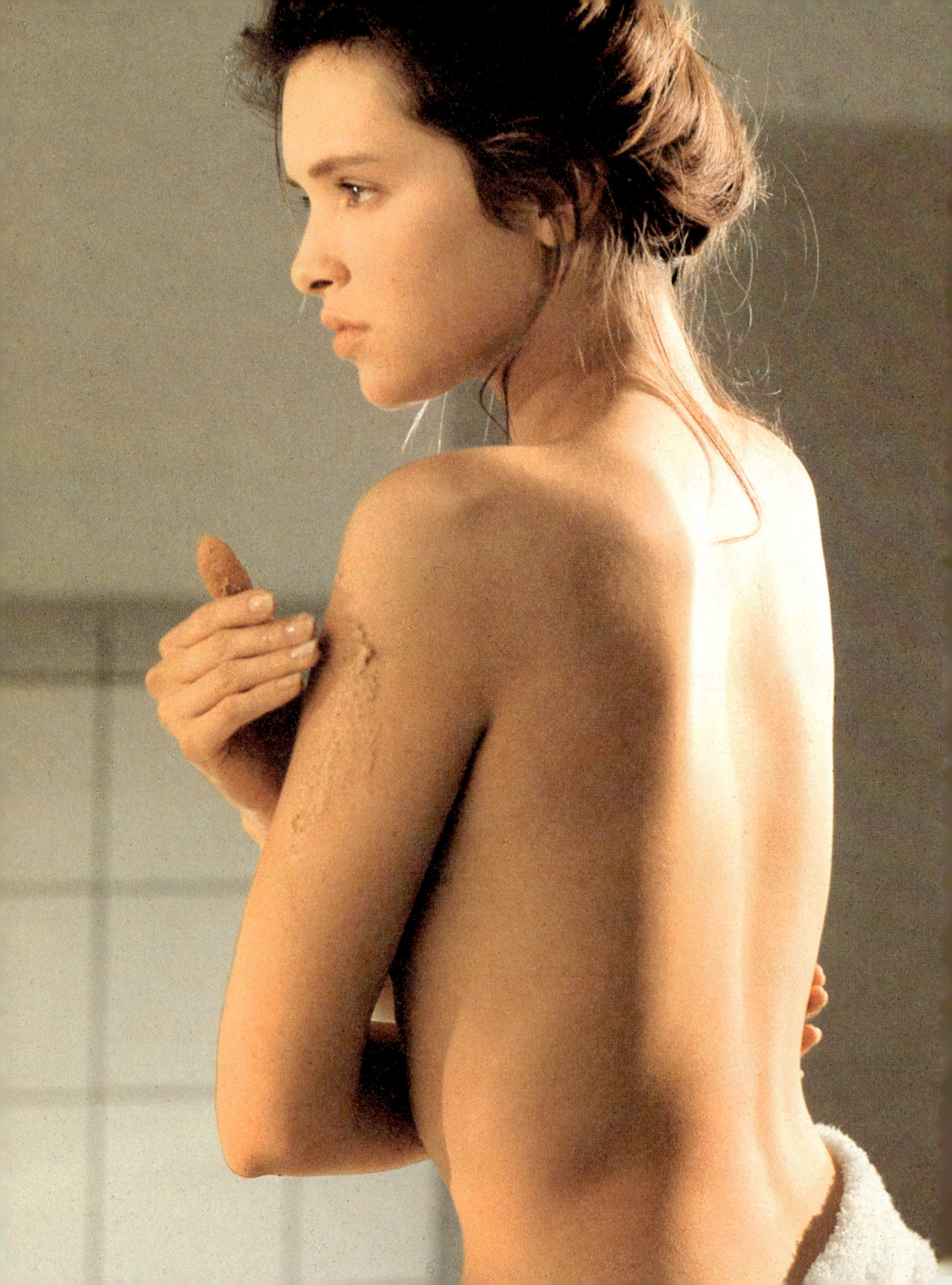

Peeling, *Bürstenmassagen* und Enthaaren

PEELING UND BÜRSTENMASSAGE haben den gleichen Effekt: sie rubbeln die verhornten Hautschüppchen ab. Die Rubbelcremes tun das mit Schleifgranulaten oder Bimssteinmehl. Nach einer Rubbelkur sieht die Haut glatter und rosiger aus. Aber: Die toten Hornschüppchen sind auch ein natürlicher Schutz. Nicht jeder Haut tut daher eine Schälkur gut. Wenn Sie eine normale oder fettige Haut haben, kann das Rubbeln einmal pro Woche nicht schaden. Für trockene und empfindliche Haut sind Rubbelkuren und Bürstenmassagen nichts. Ausnahme: verhornte Stellen an den Oberarmen, Ellenbogen und Füßen. Wer auf die Bürstenmassage nicht verzichten will, sollte nur trocken bürsten – der Haut zuliebe.

ENTHAAREN: Rasieren ist die schnellste Art, Haare zu entfernen – ob naß, mit Klinge und Schaum, oder trocken mit einem elektrischen Rasierapparat. Vorsicht in der Bikinizone mit dem Naßrasierer; das geht gefahrloser mit einem elektrischen Ladyshaver, der einen abgerundeten Scherkopf hat. Nachteil: muß alle drei Tage wiederholt werden, die Härchen wachsen stoppelig nach. Chemische Enthaarungscremes (auch Gel, Lotion oder Schaum) greifen die Haare tiefer an. Bis zu zwei Millimeter in der Haut wird der Haarschaft aufgelöst. Die Haare wachsen anschließend weich nach. Erneut enthaart werden muß nach etwa 10 Tagen. Nicht jeder kann die Cremes vertragen. Sie müssen das also vorher durch einen Allergietest in der Ellenbeuge ausprobieren. Die Haarentfernung mit Wachs ist nur für die Beine geeignet – und tut ziemlich weh. Empfindliche Haut kann darauf mit roten Pusteln reagieren. Die Kaltwachsmethode können Sie selbst ausprobieren – pudern Sie die Beine vorher mit Talkum ein, damit das Wachs nicht auf der Haut klebt. Die klebrige Masse wird auf die Haut gedrückt und dann – wie ein Pflaster – mit einem Ruck abgerissen. Ähnlich funktioniert die Warmwachsentfernung. Sie überläßt man aber besser einer Kosmetikerin, damit das Wachs nicht zu heiß auf die Haut kommt. Die Wachsbehandlung muß nach vier bis fünf Wochen wiederholt werden.

Schwitzen ist *gesund,* aber riechen muß man's nicht

Jeder von uns verliert schon unter ganz normalen Bedingungen pro Tag im Durchschnitt einen halben bis zwei Liter Wasser. An heißen Tagen, beim Sport oder einfach durch Streß kann das noch mehr werden. Schwitzen ist wichtig, es schützt uns vor Überwärmung: Das Wasser verdunstet auf der Haut und sorgt so für Abkühlung. Die Körpertemperatur geht auf ca. 37 Grad zurück. Gleichzeitig werden mit dem Schweiß so belastende Stoffe wie Kochsalz, Harnstoff, Fettsäure, Cholesterin und Schwermetalle wie Kupfer, Cadmium, Blei und Zink ausgeschieden. Schwitzen ist gesund und lebensnotwendig. Aber ein Alptraum für alle, die bei der kleinsten Aufregung feuchte Hände oder Schweißflecken unter den Armen kriegen, und unangenehm, wenn wir anfangen zu müffeln, obwohl wir doch morgens geduscht haben. Nun riecht frischer Schweiß überhaupt nicht, aber nach spätestens zwei Stunden wird er durch Bakterien auf der Haut zersetzt, und dadurch entsteht der lästige Geruch. Deshalb sind Deos nach dem Duschen oder Baden so wichtig.

DEODORANTS verhindern, daß der Schweiß im Laufe des Tages durch Bakterien zersetzt wird. Zusätzlich enthalten die meisten Deodorants auch noch Parfümöle, die den Schweißgeruch überdecken sollen. Das kann aber nerven, wenn das Deo gegen das verwendete Parfüm anduftet. Es gibt deshalb wirkungsvolle Deos ohne jede Parfümierung. Bei empfindlicher Haut sind sie ohnehin zu empfehlen. Die Deos zum Sprühen sind heute fast alle in Pumpflaschen verpackt. Auch die wenigen Treibgasflaschen, die es noch gibt, enthalten kein FCKW mehr – es ist also Geschmackssache, ob Sie morgens mit einer Sprühflasche, einem Roller, einer Creme oder mit Puder für anhaltende Frische sorgen. Das Schwitzen wird damit allerdings nicht beeinflußt, nur der Körpergeruch.

ANTITRANSPIRANTS dagegen enthalten Aluminiumsalze und Alkohol. Sie verengen vorübergehend die Ausgänge der

Schweißdrüsen – bis zu 50 Prozent weniger Schweiß kommt auf die Haut. Zusätzlich haben die Antitranspirants eine Deowirkung. Es gibt sie als Zerstäuber oder Roller für die Achseln, als Waschlotionen für den ganzen Körper und als Cremes gegen schwitzende Hände und Füße.

DER DEOSTEIN (in Apotheken und Naturläden) ist ein Mittelding zwischen Deo und Antitranspirant. Der Alaunkristall (Alaun = Aluminium-Natrium-Sulfat) ist ein natürlich gewachsener, transparenter Stein. Er zieht die Schweißdrüsen etwas zusammen (wie ein Antitranspirant) und desodoriert zuverlässig am ganzen Körper. Der schöne Kristall, der wie ein ungeschliffener Edelstein riesigen Formats aussieht, ist auch für die empfindlichen Hautpartien im Intimbereich geeignet. Der Stein behält seine Wirkung ein ganzes Jahr, und er duftet nicht. Seine Anwendung: Man feuchtet ihn mit warmem oder kaltem Wasser an und streicht damit über die Hautpartien – das soll 24 Stunden frisch halten.

KÖRPERPUDER ersetzt kein Deo, ist aber an heißen Tagen angenehm auf der Haut, weil er den Schweiß aufsaugen kann. Er wird über den ganzen Körper verteilt. Vorsicht allerdings im Genitalbereich mit parfümiertem Körperpuder!

WAS MAN SONST NOCH TUN KANN: Wenn Sie die Haare unter den Armen entfernen, verkleinert sich die Fläche, auf der sich der Schweiß mit den Bakterien zersetzen kann. Auf alle Fälle riecht's weniger. Wenn Sie regelmäßig Salbeitee trinken, kann das die Schweißbildung bremsen.

Tragen Sie keine zu enge Kleidung. Und: Sie sollte aus Naturfasern, möglichst aus Baumwolle sein. In Kleidungsstücken, die nur gereinigt werden dürfen, bleibt der Schweißgeruch erhalten!

Wer nicht nur in Streßfällen übermäßig schwitzt, sollte einen Arzt aufsuchen. Er kann feststellen, ob womöglich eine Überfunktion der Schilddrüse am übermäßigen Schwitzen schuld ist. Manchmal kann auch eine psychotherapeutische Behandlung helfen oder eventuell – in ganz schlimmen Fällen – auch eine Operation, bei der die Anzahl der Schweißdrüsen reduziert wird.

Sinnliches Vergnügen: *Ein schöner Duft*

Früher war es eine ganz klare Sache, wenn der Mensch sich parfümierte: Er roch nach Patchouli, Rose, Sandelholz oder Lavendel zum Beispiel. Aber ganz bestimmt nicht nach Maiglöckchen (heute Bestandteil vieler Parfüms, wenn man's auch nicht ausmachen kann): Über Jahrhunderte bemühten sich die Parfümeure ohne Erfolg, den Duft des Maiglöckchens zu extrahieren. Erst der Chemie gelang es 1908 den Duft „nachzubauen“. Und nicht nur den Duft des Maiglöckchens!

Rund 10000 Grundstoffe für Parfüm gibt es heute – davon sind etwa 1000 aus der Pflanzenwelt (Blüten, Gräser, Hölzer zum Beispiel), der Rest besteht aus tierischen (Moschus, Ambra und anderen) und synthetischen Duftstoffen. Per Synthese ist es möglich, Blüten- und tierische Düfte nachzumachen – zum Wohl vieler Pflanzen und Tiere. Beim Experimentieren entstanden aber auch vorher nie dagewesene Duftnoten. Aus allem zusammen wird durch raffinierteste (gut gehütete!) Mixturen Ihr Parfüm. Welches Sie nun gerade mögen, darüber entscheiden Ihre Nase und Ihre Stimmung.

WENN SIE PARFÜM EINKAUFEN, lassen Sie sich nicht mehr als vier verschiedene Düfte auf die Handgelenke und in die Ellenbeugen sprühen. Mehr kann Ihre Nase nicht unterscheiden. Haben Sie Geduld: Jedes Parfüm braucht seine Zeit, um sich zu entfalten. Zuerst nehmen Sie die sogenannte Kopfnote wahr. Sie verändert sich nach drei Minuten in die Herznote. Das ist meistens eine Mischung aus verschiedenen Blütendüften. Dann erst schnuppern Sie die Basisnote, das, was den Charakter des Dufts auf Ihrer Haut bestimmt. Parfüm kann nämlich auf jeder Haut ein bißchen anders riechen. Das hat etwas mit Ihrer Ernährung und mit Ihrem Hauttyp zu tun. Kaufen Sie also besser nicht ungetestet einen Duft, der Ihnen an der Freundin gefiel. Wenn Sie nur gelegentlich Parfüm verwenden, sollten Sie – auch wenn's vergleichsweise teuer ist – lieber nur einen kleinen Flakon kaufen. Parfüm hält geöffnet nicht länger als zwei Jahre, dann riecht's nur noch scheußlich.

PARFÜM ODER EAU DE PARFUM? Fast jeden Duft können Sie in mehr oder weniger starker Konzentration kaufen. Parfüm enthält 15 bis 30 Prozent (und mehr) Duftstoffe. Eau de Parfum oder Parfum de Toilette bis zu zwölf Prozent, Eau de Toilette bis zu zehn Prozent und Eau de Cologne drei bis fünf Prozent. Entsprechend ihrer Duftkonzentration sind auch die Preise. Bei schweren Düften genügt oft das Eau de Toilette, um stundenlang parfümiert zu sein, manchmal sogar schon das Deodorant, falls es das zu Ihrem Parfüm gibt.

MIT DÜFTEN ABWECHSELN? Das ist Geschmackssache. Manche Frauen bleiben ein Leben lang bei „ihrem“ Duft. Wenn Sie gern immer mal was anderes ausprobieren: Von vielen Duftwässern werden Miniflaschen angeboten. Sie kosten unter 20 Mark und sind den großen Luxusflakons exakt nachgebildet – schön zum Sammeln.

PARFÜM GEHÖRT AUF DIE HAUT und nicht auf Schmuck oder Kleider. Schmuck kann stumpf werden, ein empfindlicher Stoff fleckig. Tupfen oder sprühen Sie Ihr Duftwasser auf die Handgelenke, hinter die Ohren, zwischen die Brüste. Da entwickelt sich der Duft am besten.

PARFÜM WIE AUFBEWAHREN? Kühl und dunkel halten sich die Duftwässer am besten. Licht, Luft und Wärme können den Duft eines Parfüms stark verändern. So schade das ist, aber Sie bewahren den schönen Glasflakon am besten in seinem Pappkarton auf!

ÜBERALL DUFTET'S. Alt, aber wieder neu entdeckt: der leise Duft für einen Raum. In Parfümerien, Einrichtungsgeschäften, Kaufhäusern und Naturläden können Sie getrocknete Blüten, gemischt mit Hölzern und Blättern, kaufen. Sie werden in Schalen aufgestellt und verströmen – je nach Mischung – Blüten-, Zitrus-, sogar Weihnachtsgewürzduft. Wenn er verflogen ist, kann mit einer passenden konzentrierten Essenz, die auf die Blüten geträufelt wird, nachparfümiert werden.

Ganz schön empfindlich – *Hals* und *Dekolleté*

Dünn ist die Haut am Hals und am Dekolleté, weil sie da kaum durch Unterhautfettgewebe gepolstert ist. Folglich reagiert sie hier besonders empfindlich auf mangelnde Pflege und – noch schlimmer – auf allzu intensive Sonnenbestrahlung. Beides macht sich hier sofort bemerkbar: als Knitterfältchen, Flecken und Unreinheiten. Das einzige, was Sie tun können, ist, schon in jungen Jahren der vorzeitigen Erschlaffung vorzubeugen. Denn liften läßt sich zwar der Busen, nicht aber ein zerknittertes Dekolleté!

DER HALS braucht in jungen Jahren nur dieselbe Creme wie das Gesicht. (Wie sie am besten einmassiert wird, zeigt die Massage auf Seite 15.) Achten Sie dabei darauf, daß die vordere Halsmitte nicht mit Druck bearbeitet wird, da sitzt die Schilddrüse! Es sollte selbstverständlich für Sie sein, den Hals bei der Gesichtspflege täglich mit einzucremen. Ab 25 tut zusätzlich eine wöchentliche Packung gut: Creme millimeterdick auf den Hals geben und ein feuchtes, warmes Tuch für 20 Minuten darüberlegen. Oder beziehen Sie den Hals gleich mit ein, wenn Sie eine Feuchtigkeits- oder Crememaske machen. Tragen Sie den Kopf bei jeder Gelegenheit hoch (siehe Ballett-Gymnastik/Grundhaltung – Seite 84), und schlafen Sie auf einem flachen Kissen, dann können sich tiefe Falten gar nicht erst eingraben!

DAS DEKOLLETÉ: Guttut ihm alles, was die Durchblutung anregt und die dünne Haut mit Aufbaustoffen versorgt. Gut durchblutete Haut ist straffer und hat einen gleichmäßigen Farbton. Machen Sie morgens Wechselduschen (immer mit kalt aufhören) – das tut auch dem Busen gut. Massieren Sie mit den Fingerspitzen oder einer nicht zu harten Bürste – zum Beispiel einer Bürste für Gesichtsmassage – in sanften Kreisen das Dekolleté. Damit werden Verhornungen gelöst. Vorsicht allerdings mit Wechselduschen und Bürstenmassagen, wenn Ihre Haut zu erweiterten Äderchen neigt! Zur täglichen Pflege des Dekolletés gehört außerdem das Eincremen mit Körpercreme oder einer Bodylotion. Noch besser, aber entsprechend teurer ist es, wenn Sie die Creme fürs Gesicht gleich über Hals und Dekolleté bis zum Brustansatz auftragen. Angeboten werden auch viele spezielle Pflegeprodukte für Busen und Dekolleté, die die Haut straffen und festigen sollen. Diese Cremes enthalten Wirkstoffe wie Kollagen, Vitamin A und Protein (siehe Lexikon ab Seite 156). Sie werden nach dem Duschen oder Baden, wenn die Haut besonders aufnahmefähig ist, mit sanften, kreisenden Bewegungen vom Busen bis zum Hals einmassiert.

JEDE FEUCHTIGKEITSMASKE, jede straffende Maske, die Ihrem Gesicht guttut, ist auch richtig für das Dekolleté. (Bei straffenden Masken unbedingt die Halspartie auslassen!) Machen Sie vorher ein sanftes Peeling mit einer Rubbelcreme, Seesand- und Mandelkleie oder einfach süßer Sahne, die Sie mit Salz mischen und auf die trockene Haut auftragen. Das Peeling glättet trockene und schuppige Haut und macht sie aufnahmefähiger für die Wirkstoffe. Wer keine Maske zur Hand hat, kann eine Feuchtigkeits- oder Wirkstoffcreme nehmen und damit eine Packung für das Dekolleté machen: Tragen Sie die Creme ziemlich dick auf Hals und Dekolleté auf, und legen Sie darüber eine Kompresse, die mit warmem Wasser getränkt ist. Nach zehn Minuten wird die überschüssige Creme sanft einmassiert.

PUSTELN UND PICKEL werden nach dem Peeling mit einer Packung aus Heilerde oder einer Maske gegen unreine Haut behandelt. Sie können sie aber auch mit einer Aknelotion abtupfen.

AUSSERDEM: Die intensivste Dekolletépflege nützt überhaupt nichts, wenn Ihr BH nicht sitzt oder zu klein ist. Langsam, aber sicher bilden sich Falten zwischen den Brüsten, weil die Haut dauernd zusammengeschoben wird. Auch die Haltung hat etwas mit einem schönen Dekolleté zu tun: So schwer ist es gar nicht, den Kopf hochzutragen (siehe Hals) und die Schultern zurückzunehmen! Es gibt gezielte Gymnastik und isometrische Übungen, die den Brustmuskel stärken. Das ist nicht nur gut für den Busen, sondern strafft auch die Haut des Dekolletés.

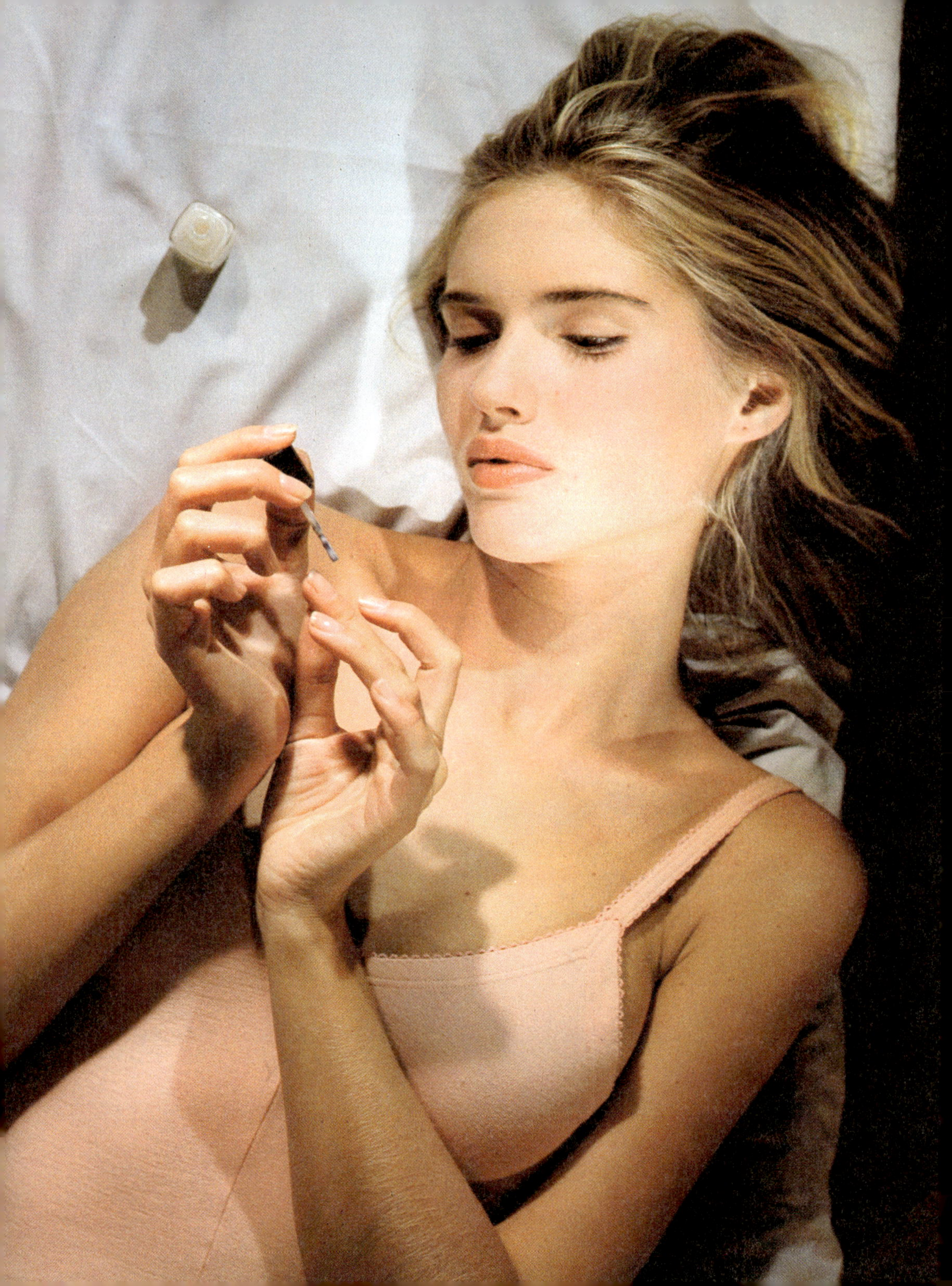

Gepflegte Hände – *mit* oder *ohne* Nagellack

Die Hände rächen sich schnell, wenn sie vernachlässigt werden: Ihre Haut wird rot, rissig und faltig, die Nägel werden glanzlos und brüchig. Jeder sieht's, denn verstecken können (und wollen) Sie Ihre Hände nicht.

WASCHEN UND CREMEN: Die Hände sind nicht nur ungeschützt allen Umwelteinflüssen ausgesetzt, sie kommen häufiger als jeder andere Körperteil mit Wasser und Seife in Berührung. Das entzieht ihrer Haut Fett und Feuchtigkeit. Ausgerechnet dem Handrücken aber fehlt es an genügend Talgdrüsen, und die Haut ist hier kaum unterpolstert – Voraussetzungen dafür, daß die Haut schnell altert, wenn Sie nicht vorbeugend etwas tun. Das heißt in erster Linie: Nach jedem Waschen eincremen. Für junge Haut genügt eine Allzweckcreme, spätestens ab 25 ist eine Handcreme besser, die – außer pflegenden Wirkstoffen – auch Lichtschutzfilter enthält. Sie können die Hände auch mit einem Sonnenschutzprodukt einreiben. Das beugt Pigmentflecken auf dem Handrücken vor, die nur durch eine Schälkur bei der Kosmetikerin oder dauerndes Eincremen mit bleichenden Cremes wieder beseitigt werden können.

RAUHE, RISSIGE HÄNDE: Tragen Sie eine Handcreme, eine Fettcreme oder Olivenöl ganz dick auf, und ziehen Sie darüber Baumwollhandschuhe. Über Nacht einwirken lassen – und vorbeugend bei Schmutzarbeiten Gummihandschuhe tragen.

FEUCHTE HÄNDE: Da hilft ein Antitranspirant, das in die Hände verteilt wird. Sind die Schwitzhände Dauerzustand, können Sie versuchen, mit Hilfe eines Psychologen den dafür verantwortlichen Streß abzubauen.

SCHWIELEN bestehen aus Hornhaut. Die können Sie mit einem Bimsstein oder einem harten Schwamm (für die Fußpflege) wegrubbeln.

MASSAGE UND GYMNASTIK: Massieren Sie den Handrücken und die Finger (von den Spitzen zum Handrücken hin) in kleinen kreisenden Bewegungen, das entspannt. Streichen Sie mit den Fingerspitzen einer Hand von den Fingerzwischenräumen zum Handgelenk hin. Das soll den Stoffwechsel anregen. Auch gut zur Entspannung: Ballen Sie die Hände fest zur Faust, und öffnen Sie sie blitzartig. Kräftigt die Muskeln: Spreizen Sie die Hände, legen Sie die Fingerspitzen gegeneinander, und pressen Sie sie fest zusammen. Ellenbogen dabei vom Körper abwinkeln. Zur Lockerung: zwischen den Übungen die Hände leicht ausschütteln.

VERRÄTERISCHE FINGERNÄGEL: Ob Sie Ihre Hände pflegen oder nicht, das sieht man Ihren Fingernägeln auf den ersten Blick an. Der zweite sagt Ihnen selbst etwas über Ihren Gesundheitszustand: Brüchige Nägel, Rillen und weiße Streifen sind ein Zeichen für einen Mangel an Mineralstoffen (vor allem Eisen) und Vitaminen. Runde Dellen im Nagel deuten auf Ekzeme und Schuppenflechte hin. Brüchige Längsstreifen können Hormonstörungen anzeigen, ein dunkel verfärbter Nagel sogar Hautkrebs. Querrillen bilden sich nach Krankheiten oder einer Operation, aber auch durch unsachgemäße Maniküre. Oft sind Sie aber einfach schlecht mit Ihren Nägeln umgegangen: An brüchigen, gespaltenen Fingernägeln können aggressive Waschmittel und Haushaltsreiniger schuld sein – ohne Gummihandschuhe sollten Sie die halt nicht benutzen (wenn überhaupt ...). Um die Nägel wieder fester und stabiler zu machen, helfen Multivitaminpräparate, das Vitamin Biotin, Bierhefetabletten, Kieselerde oder Gelatine (die gemahlen übers Essen gestreut wird). Geduld müssen Sie allerdings haben: Ein Nagel braucht – je nach Länge – bis zu einem halben Jahr, bis er sich ganz erneuert hat. Weiche dünne Nägel können Sie zusätzlich von außen mit einem Nagelhärter schützen. Spröde Nägel, die brechen und splittern, weil sie nicht elastisch genug sind, brauchen Fett und Feuchtigkeit. Die können spezielle Nagelcremes geben. Aber es hilft auch schon, wenn Sie beim Eincremen der Hände jedesmal die Nägel mit der Handcreme massieren.

MANIKÜRE: Zunächst muß der Nagellack – so vorhanden – entfernt werden. Dann werden die Nägel mit der groben Seite der Feile gekürzt und mit der feinen Seite in Form gebracht (Nagelschere oder Knipser sollten Sie nur verwenden, wenn Sie Ihre Nägel drastisch kürzen wollen). Damit die Nägel nicht splittern: Feilen Sie immer in eine Richtung, von außen nach innen. Jetzt baden Sie die Nägel für zwei Minuten in warmem Wasser. Das weicht die Nagelhaut auf: Sie können sie dann besser zurückschieben. Reicht das Nagelbad nicht aus, müssen Sie die Nagelhaut mit einem Nagelhautentferner aufweichen. Nach ein paar Minuten läßt sie sich mit einem Holzstäbchen oder einem Gummifüßchen zurückschieben. Versuchen Sie nie, die Nagelhaut abzuschneiden. Das kann zu schmerzhaften Niednägeln und Infektionen führen. Wenn Sie die Nägel nicht lackieren wollen: Massieren Sie sie zum Schluß mit Nagelcreme, -öl oder einfach einer Fettcreme. Besonders gepflegt sieht der Naturlook aus, wenn Sie unter den Nägeln mit einem Weißstift längsgehen.

LACKIEREN: Farbloser Unterlack gleicht Unebenheiten aus und verhindert, daß sich bei starkfarbigen Lacken der Nagel gelb verfärbt. Lackieren Sie zügig vom Nagelbett zur Spitze, erst die Mitte, dann die Seiten. Zwei (dünne!) Anstriche sind nötig, es sei denn, Sie benutzen einen sogenannten One-Coat-Lack. Lack braucht seine Zeit, um zu trocknen. Pusten oder kaltes Wasser nützen nichts. Dann schon eher ein Lacktrockner, der aufgepinselt oder übergesprüht wird.

KÜNSTLICHE NÄGEL: Sie können sich in jeder Länge Krallen modellieren lassen – mit Acryl, Fiberglas oder Kunstharz. Für Acrylnägel muß der eigene Nagel mit Säure angeätzt werden, Fiberglasnägel sitzen auf dem mit der Feile aufgerauhten Nagel. Kunstharznägel, die auch ohne Lack nicht von den echten zu unterscheiden sind, gehen gnädiger mit dem Nagel um: Das Harz-Gel kommt auf den bloßen Nagel und wird unter ultraviolettem Licht gehärtet. Kostenpunkt: zwischen 100 und 180 Mark für die erste Behandlung, alle vier Wochen etwa 60 Mark fürs Auffüllen der rausgewachsenen Kunstnägel. Aber: Hautärzte warnen vor Pilzerkrankungen! Die können den eigenen Nagel kosten.

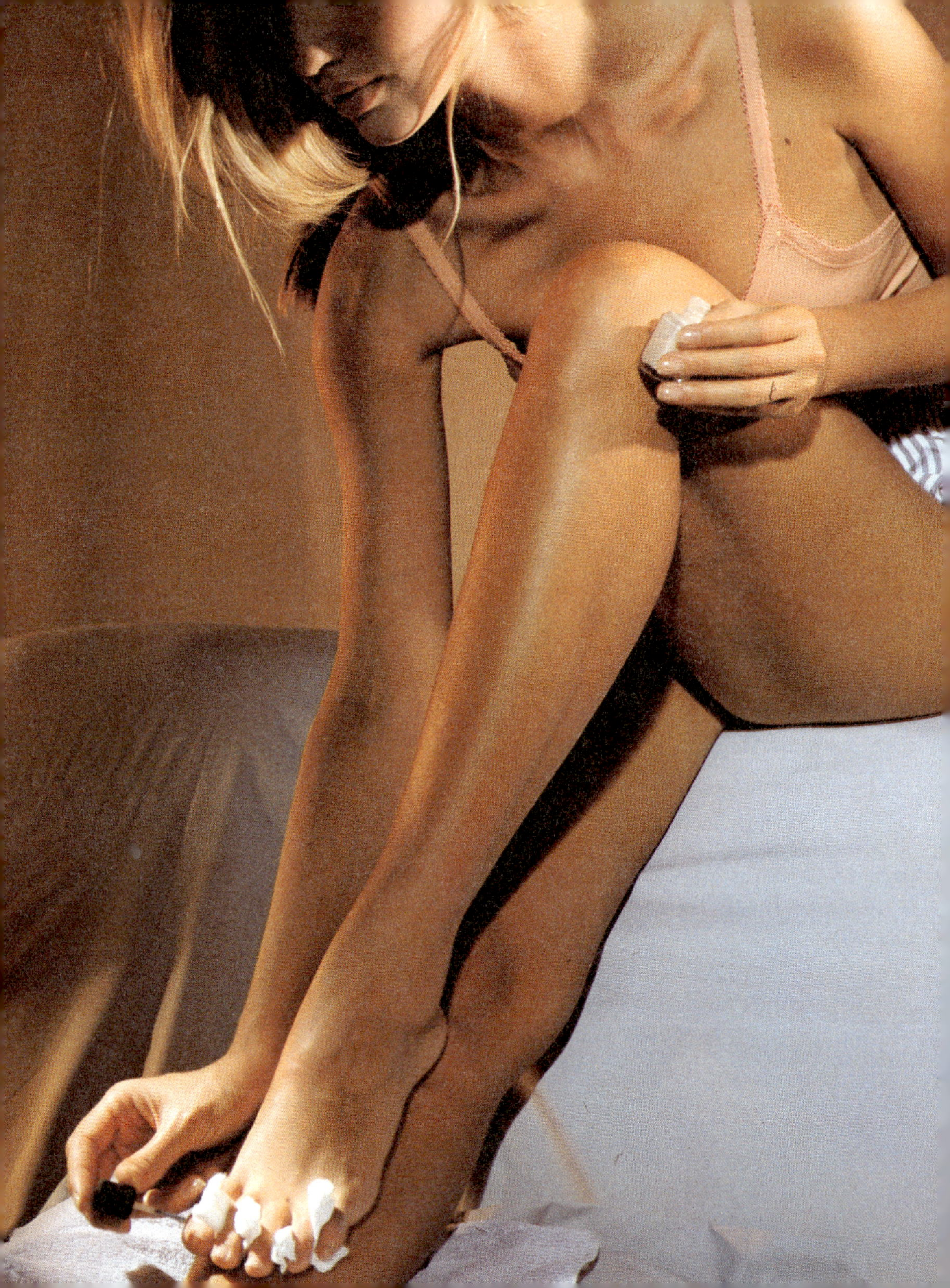

Machen Sie's Ihren Füßen *bequem!*

Füße leisten Schwerarbeit – und zur Strafe werden sie auch noch den ganzen Tag eingesperrt: in zu spitze und zu kurze Schuhe, in luftundurchlässige Turnschuhe. Deshalb ist der wichtigste Punkt der Fußpflege: Gehen Sie so oft wie möglich barfuß – nicht nur im Sand am Meer, sondern auch zu Hause (wenn Sie nicht gerade einen unbeheizten Steinfußboden haben).

Turnschuhe sind – wie der Name sagt – für den Sport gedacht und nicht fürs Tragen von morgens bis abends. Bei allen diesbezüglichen Bemühungen der Hersteller: Luftdurchlässig sind sie nicht, trotz der Luftlöcher. So bequem Turnschuhe sind, sie können die Ursache für Schweißfüße sein.

Wenn Sie regelmäßig höhere Absätze tragen, sollten Sie darauf achten, daß Sie die Absatzhöhe möglichst von Tag zu Tag wechseln. Ihr Gewicht ruht auf Ballen und Zehen bei hohen Absätzen. Das kann mit der Zeit zu krummen Zehen und schmerzhaften Schwielen an den Ballen führen.

PEDIKÜRE: Dafür sollten Sie sich einmal in der Woche Zeit nehmen. Im Prinzip läuft die Fußpflege, wenigstens was die Nagelpflege angeht, so ab wie die Maniküre (siehe Seite 46). Die Ausnahme ist das Nagelkürzen: Mit einer leicht gebogenen Schere, einer Nagelzange oder einem Knipser werden die Nägel möglichst gerade abgeschnitten. Nehmen Sie an den Seiten nicht zuviel weg, sonst kann der Nagel einwachsen – und das tut weh! Glätten Sie nach dem Kürzen mit einer Feile die Ränder, damit die Strumpfhosen nicht daran hängenbleiben und zerreißen.

HORNHAUT ABRUBBELN: Einerseits schützt sie den Fuß vor zuviel Druck, Reibung und Verletzungen, andererseits, wenn sie hart und rissig ist, sieht sie häßlich aus und schmerzt. Gehen Sie vorsichtig zu Werk, und nehmen Sie nicht zuviel weg, die verhornte Haut würde nur noch dicker nachwachsen. Und verletzen können Sie sich auch dabei. Glatt und weich bleiben die Füße, wenn Sie immer nach dem

Duschen die Hornhaut an den Fersen, den Ballen und auf den Zehen mit Peelingcreme oder einem harten Hornhautschwamm abrubbeln. Wenn das nichts mehr hilft, weil die Haut zu stark verhornt ist: Nehmen Sie ein warmes Fußbad, und rubbeln Sie die verhornten Stellen mit einem Bimsstein oder einer Hornhautfeile weg. Ganz widerstandsfähige Hornhaut wird mit einem Hornhauthobel abgetragen.

WENN SIE DER SCHUH DRÜCKT, führt das meistens zu Hühneraugen auf den Zehen. Sie können sie selbst entfernen (von allein verschwinden sie nicht!) mit Hühneraugenpflastern oder flüssigen Mitteln. Besser ist es aber, Sie lassen das Übel durch eine Fußpflegerin beseitigen.

EINCREMEN: Die Haut an den Füßen hat nur wenige Talgdrüsen, deshalb braucht sie viel Fett. Fühlt sie sich weich an, genügt es, sie täglich mit der normalen Körperlotion oder einer Allzweckcreme einzureiben. Wenn die Haut spröde ist, hilft eine spezielle Fußcreme, die viel Fett enthält und meistens auch noch desodorierende und durchblutungsfördernde Zusätze. Verbinden Sie das Eincremen gleich mit einer kleinen Fußmassage: zunächst die Zehen mit den Fingern ausstreichen – von den Spitzen zum Fußrücken. Anschließend den Fuß in beide Hände nehmen und mit den Daumen die Knochenzwischenräume von den Zehen bis zu den Knöcheln massieren. Dann machen Sie eine Faust und streichen ein paarmal fest mit den Fingerknöcheln über die Fußsohle.

SCHWITZENDE FÜSSE: Dagegen gibt es wirksame Bäder mit Kräuterauszügen, Puder und Deosprays, die man auch in die Schuhe oder über die Strümpfe sprühen kann. Tragen Sie keine zu engen Schuhe oder Schuhe aus synthetischem Material, darin schwitzen die Füße noch mehr.

GESCHWOLLENE FÜSSE: Durch Wärme, langes Gehen, Stehen oder Sitzen erweitern sich die Venen, die Bindegewebsflüssigkeit sackt in die Beine und Füße und staut sich dort. Erste Hilfe:

Legen Sie die Beine hoch, oder nehmen sie ein kaltes Fußbad mit einer Handvoll Salz. Sie können auch ein kühlendes Fußgel einmassieren. Wer viel stehen muß, kennt das: Die Beine fühlen sich schwer an. Dagegen hilft Strampeln im Liegen - nehmen Sie die Beine hoch, und schütteln Sie die Füße aus. Anschließend sollten Sie die Waden kräftig durchkneten. Legen Sie die Füße so oft wie möglich hoch. Speziell gegen schwere Beine gibt es Cremes, die mit ätherischen Ölen auf die Gefäße einwirken.

FUSSPILZ: Bemerkbar macht er sich durch Juckreiz zwischen den Zehen. Dort entstehen dann Bläschen, oder die Haut wird weiß. Eine Pilzinfektion muß der Hautarzt behandeln, von allein verschwindet sie in den seltensten Fällen (und Sie stecken auch noch Ihre Mitmenschen an). Zur Vorbeugung sollten Sie in öffentlichen Bädern die Desinfektionsduschen vor und nach dem Baden benutzen. Laufen Sie nirgendwo barfuß herum, wo viele Menschen aus- und eingehen: in Turnhallen, Fitness-Zentren, in der Sauna und auf Hotel-Teppichböden.

Fußreflexzonen-Massage:

Nach Meinung vieler Naturheilkundler befinden sich auf den Fußsohlen und Zehenkuppen Punkte, die in einer Energieverbindung zu allen Körperteilen stehen. Werden diese Punkte massiert, so schmerzen sie, wenn das dem Punkt zugeordnete Organ erkrankt ist. Die Massage soll nun die Selbstheilungskräfte des Körpers aktivieren – durch Anregung des Kreislaufs, Lymphflusses und Stoffwechsels. Fußreflexzonen-Massagen machen Heilpraktiker, Masseure und naturheilkundlich orientierte Ärzte. Wenn Sie die Wirkung ausprobieren wollen: Es gibt geriffelte Holzstäbe zur Massage der Fußsohle. Hinsetzen und mit Druck den Holzstab vor- und zurückrollen, von den Zehenspitzen bis zur Ferse. Eine professionelle Massage ersetzt das aber nicht!

Empfindlich und allergisch ist *nicht* dasselbe

„Ich habe eine Allergie" – das ist meistens die Schlußfolgerung, wenn die Haut auf eine Creme zum Beispiel mit Rötungen, Brennen, Jucken oder Schwellungen reagiert. Zum Glück stimmt die Eigendiagnose meistens nicht: Sie haben einfach eine extrem empfindliche Haut. Nur der Hautarzt kann feststellen, ob Sie eine – in diesem Fall – Kontaktallergie haben oder ob eine Überempfindlichkeit der Haut vorliegt. Er besitzt mit der sogenannten „Blauen Liste" ein Gesamtverzeichnis aller bekannten, allergieauslösenden Stoffe. Ein einfacher Test schafft dann Klarheit. Wenn Sie wirklich Allergiker sind, bekommen Sie einen Allergiepaß, in dem vermerkt ist, worauf Sie so negativ reagieren. Dann hilft nur noch eins: Alles meiden, was reizt, und zur Hautpflege andere Produkte benutzen. Das gilt auch, wenn Sie „nur" überempfindlich auf eine Creme reagiert haben.

SO KÖNNEN SIE UNTERSCHEIDEN: Wenn Sie eine Creme auftragen und die Haut reagiert sofort mit Brennen oder Pusteln, dann können Sie davon ausgehen, daß eine Überempfindlichkeit vorliegt. Bei einer Allergie reagiert die Haut mit Verzögerung: Erst nach Stunden fängt die Haut an zu jucken oder rot zu werden. Und Sie müssen wenigstens zweimal mit dem allergieauslösenden Stoff in Berührung gekommen sein. Einfach ausgedrückt: Beim ersten Kontakt wird die Haut – ohne daß Sie es merken – sensibilisiert. Beim zweiten Kontakt wehrt sie sich massiv.

IMMER MEHR ALLERGIEN? Erfreulich: Die Allergien, die durch kosmetische Produkte ausgelöst werden, haben in den letzten Jahren deutlich abgenommen. Sicher eine Folge davon, daß die Industrie bemüht ist, immer hautschonendere Produkte auf den Markt zu bringen. Bei den Deos scheint das allerdings noch nicht ganz gelungen zu sein! Vorsicht mit Naturkosmetik – rund 10000 Pflanzen (weltweit) stehen unter dem Verdacht, Allergieauslöser zu sein, darunter so gute Bekannte wie Schafgarbe, Arnika, Kamille, Lorbeer und Ringelblume zum Beispiel, die alle in Naturkosmetikprodukten zu finden sind.

DIE AUSLÖSER: Bei den Kosmetikprodukten sind es neben Lanolin (siehe Seite 158), der Basis vieler Cremes, in erster Linie die synthetischen Konservierungsmittel. Dazu gehören alle Stoffe aus der Gruppe der Parabene und Kathon, das vielfach das umstrittene Formaldehyd als Konservierungsmittel abgelöst hat (siehe dazu auch im Lexikon ab Seite 156). Auch die chemischen Lichtschutzfilter in Sonnenprodukten und vielen Tagescremes können krank machen. (Als Ergänzung zur „Blauen Liste" gibt es seit neuestem die sogenannte Göttinger Liste, die die allergieträchtigen Inhaltsstoffe von rund 900 Hautpflegepräparaten mit UV-Filtern nennt.) Schon lange in Verruf sind die Oxidationshaarfarben: Von den zur Zeit verwendeten 74 Farben sind nur 43 so ausgetestet, daß sie in die vom Bundesgesundheitsamt geplante Positiv-Liste aufgenommen werden können. Noch ein Übeltäter: Nickel. Jeansknöpfe, BH-Verschlüsse und Modeschmuck bestehen zum großen Teil aus Nickellegierungen, aber auch 333er Gold und Weißgold können Nickel enthalten. Wenn in Edelstahltöpfen gekocht wird, können Sie Nickel auch schlucken. Nickel von Ihrer Haut fernzuhalten, ist relativ einfach: Knöpfe und Verschlüsse austauschen, echten Schmuck tragen. Die heißgeliebten unechten Ohrringe können Sie an goldene Bügel hängen, das hilft. Kontaktallergien können auch psychosomatisch sein. Der Hamburger Dermatologe und Psychotherapeut Dr. Jörg Stute: „Menschen, die in sich ruhen, kriegen selten eine Allergie" – auch wenn die Veranlagung dazu vererbt sein kann.

DEKLARATIONSPFLICHT: Das ist ein Reizwort für viele Kosmetikhersteller, die immer noch nicht tun, was in USA seit Jahren Pflicht ist: auf ihren Produkten angeben, was sie enthalten. Der Laie wird mit der Auflistung der Inhaltsstoffe wenig anfangen können, für den Hautarzt aber ist sie eine große Hilfe. Tröstlich: Immer mehr Kosmetikfirmen deklarieren freiwillig, und an einer gemeinsamen europäischen Deklarationspflicht wird seit Jahren gearbeitet.

WAS SIE TUN KÖNNEN: Vorsicht mit Kosmetika, die Konservierungs- und Duftstoffe enthalten. Kaufen Sie Produkte, die ihre Inhaltsstoffe deklarieren. Allergiegetestet ist heute jedes anständige Kosmetikprodukt – das sagt aber nichts darüber aus, ob Sie es vertragen. Erfreulich: Immer mehr Hersteller versuchen, ohne Konservierung auszukommen.

Schwer in den Griff zu kriegen: Cellulite

Machen Sie mal den Kneiftest an den Oberschenkeln: Schieben Sie die Haut mit Daumen und Zeigefinger zusammen. Zeigen sich nun Dellen? Dann ist das nicht – wie lange angenommen wurde – bereits das erste Stadium der Cellulite, sondern ganz normal: die typische Struktur des weiblichen Bindegewebes. Von Cellulite spricht man, wenn die Dellen bei schräg einfallendem Licht oder (im zweiten Stadium) immer sichtbar sind.

WAS IST PASSIERT? Die im Unterhautgewebe liegenden Fettzellen haben sich vergrößert, klumpen unregelmäßig zusammen und drücken sich durch das elastische, weitmaschige weibliche Bindegewebe sichtbar nach außen. Auch das Wasser im Bindegewebe, das Nährstoffe zu den Hautzellen bringen soll, kann nicht mehr richtig fließen. Es staut sich. So medizinisch das klingt: Dagegen kann Ihnen kein Arzt helfen, denn Cellulite ist ein rein kosmetisches Problem. Sie müssen selbst dagegen angehen, am besten mit vorbeugenden Maßnahmen, ehe die Dellen sichtbar werden. Daß Cellulite fast nur bei Frauen vorkommt (Männer haben ein anders vernetztes Unterhautgewebe!) und vorwiegend um Po und Oberschenkel, hat einen sehr guten Grund: In der Schwangerschaft kann sich das besonders elastische Unterhautgewebe sehr weit ausdehnen. Eigentlich eine tolle Sache! Wenn allerdings Übergewicht und eine untrainierte Muskulatur zur naturgegebenen Veranlagung dazukommen, ist die Orangenhaut da. Das kann junge Mädchen schon nach der Pubertät treffen, Schlanke ebenso wie Mollige.

WAS KÖNNEN SIE TUN? Wenn die Cellulite da ist, können Sie zwar eine gewisse Besserung, aber kaum eine Heilung erwarten – und die auch nur durch konsequente sportliche Betätigung, durch die Sie Muskeln aufbauen, und eine gleichzeitige Diät, mit der Sie Fettzellen abbauen. Am besten ist es, von Jugend an auf eine schlanke Linie zu achten und sich viel zu bewegen, um der Cellulite erst gar keine Chance zu geben.

BEWEGUNG: Alle Sport- und Bewegungsarten, die die Oberschenkel-, Hüft- und Pomuskulatur aufbauen, können helfen. Denn wo Muskeln sind, ist kein Fett. Durchtrainierte Sportlerinnen haben selten Cellulite, ihre Haut ist meistens glatt. Ihre trainierten Muskeln halten auch das Bindegewebswasser in Fluß, das bei Cellulite gestaut wird. Also: Joggen Sie, radeln Sie, schwimmen Sie, krabbeln Sie auf die Berge, oder hüpfen Sie mit dem Springseil. Machen Sie einen großen Bogen um Fahrstühle, und parken Sie Ihr Auto so weit wie möglich weg von der Haustür. Einmal in der Woche zu trainieren ist sinnlos, fünfzehn Minuten Sportprogramm pro Tag muß schon sein.

ABNEHMEN: Abnehmen heißt im Cellulite-Fall: keine radikale Schlankheitskur machen, sonst kommt zu den Dellen auch noch eine schlaffe Haut. Stellen Sie langsam, aber sicher Ihre Eßgewohnheiten um: Eine ausgewogene Ernährung enthält etwa 10 Prozent Eiweiß, 25 bis 30 Prozent Fett und 60 Prozent Kohlenhydrate. Wenn Sie auf diese Verteilung achten, werden Sie auch nicht mehr so leicht zunehmen. 100 Kalorien sind für den Körper nicht gleich 100 Kalorien: Fett wird gespeichert, Kohlenhydrate werden verbrannt!

MASSAGE: Eine Massage fördert die Durchblutung und bringt das Wasser im Bindegewebe in Fluß. Am billigsten ist es, mit Bürstenmassagen oder Wechselduschen die Durchblutung anzukurbeln. Es gibt Cremes gegen Cellulite, die diesen Effekt noch verstärken, andere, die entwässern und entstauen sollen. Ihre Wirkung ist umstrittten, und ohne eine unterstützende Massage, Bewegung und Diät nützen sie nichts. Ganz erfolgversprechend ist ein Massageroller, der mit Hunderten von feinen Nadeln besetzt ist. Die müssen täglich 20 Minuten lang über die betroffenen Hautpartien gerollt werden. Bei nicht sehr weit fortgeschrittener Cellulite besserte sich bei Testpersonen die Haut nach etwa sechs Wochen.

ENTWÄSSERN: Wer täglich zwei Liter Flüssigkeit – am besten Wasser – trinkt, tut schon einiges zur Entwässerung. Aber auch eine klassische Lymphdrainage kann helfen: sie zieht das Wasser aus dem Gewebe ab und führt es sanft in das Lymphsystem über. Abfall aus dem Zellstoffwechsel wird abtransportiert, nährstoffreiche Lymphe fließt ins Gewebe zurück. Lymphdrainagen werden von Kosmetikerinnen gemacht.

Wenn Sie mit Ihrem Körper *allzu* unzufrieden sind

Eigentlich sollten Sie sich nicht die Seele verbiegen lassen von einem zu großen oder zu kleinen Busen, von den abstehenden Ohren oder der zu langen Nase. Wenn Sie aber die Formen, die Ihnen die Natur zugedacht hat, partout nicht als Teil Ihrer Persönlichkeit akzeptieren können, haben Sie die Möglichkeit, sie korrigieren zu lassen. Aber seien Sie sich auch darüber im klaren, daß jeder chirurgische Eingriff, auch in den gesunden Körper, seine Risiken hat. Lassen Sie sich deshalb eingehend beraten! Der Korrektur steht nichts im Weg, wenn Sie über 18 sind, genug Geld haben oder aber nachweisen können (mit einem psychiatrischen Gutachten), daß Ihr Körperfehler schwere seelische Schäden verursacht. Dann bezahlt die Krankenkasse.

ABSTEHENDE OHREN können in jedem Lebensalter angelegt werden, am komplikationslosesten bei Kindern im Vorschulalter. Der Arzt schneidet etwas von dem überschüssigen Knorpel der hinteren Ohrmuschel heraus. Der Eingriff wird meist ambulant gemacht – bei örtlicher Betäubung, kombiniert mit einem Beruhigungsmittel. Manchmal aber auch unter Vollnarkose. Übrig von der Operation bleiben kleine weiße Narben hinter den Ohren – wenn die Wunden gut verheilen. Risiken: Die Ohren können ungleichmäßig angelegt werden, die Narben wuchern, aber auch: Die Ohren stehen nach einer gewissen Zeit wieder genauso ab wie vor der Operation. Das ist kein Fehler des Chirurgen, sondern eine Eigenart der Ohren. Beim zweitenmal klappt's dann meistens endgültig. Kostenpunkt: 3000 bis 6000 Mark.

DIE NASE: Suchen Sie sich einen erfahrenen Nasenspezialisten, der nicht nur eine Standard-Stupsnase im Griff hat. Die neue Nase muß zu Ihrem Gesicht passen! Operiert wird sie am besten zwischen dem 16. und 20. Lebensjahr (vorher ist die Nase nicht ausgewachsen). Sie kann aber auch später noch korrigiert werden. Normalerweise werden

Länge, Breite und Form der Nase geändert, und zwar von innen, damit keine Narben zu sehen sind. Dauer des Eingriffs: ein bis drei Stunden. Viele Ärzte machen das ambulant, manche Kliniken behalten den Patienten aber auch zwei bis drei Tage. Da die Schwellungen nach der Operation nur sehr langsam verschwinden, können Sie Ihre endgültige neue Nase erst nach etwa einem Jahr richtig beurteilen. Kostenpunkt: 3000 bis 8000 Mark.

BUSEN VERGRÖSSERN: In die Brüste werden Silikon-Implantate eingelegt. Wenn etwas Brustdrüsen- und Brustgewebe vorhanden ist, kann das Silikon-Kissen direkt unter die Brustdrüse geschoben werden. Wenn nicht, muß die Einlage unter den großen Brustmuskel geschoben werden. Die Einschnitte dafür werden in den Achselhöhlen, um die Brustwarzen oder am unteren Brustrand angebracht. Stillen ist meistens auch nach einer Brustvergrößerung noch möglich. Größtes Risiko: Die Brust kann sich durch Bindegewebswucherungen um das Kissen herum verhärten. Kostenpunkt: 3000 bis 5000 Mark Arzthonorar, dazu die Kosten für die Einlagen und für einige Tage Klinikaufenthalt, so die Brustoperation nicht ambulant gemacht wird.

BUSEN VERKLEINERN: Junge Mädchen, die noch nicht ganz ausgewachsen sind, dürfen ihren Busen nicht verkleinern lassen. Brustverkleinerungen werden normalerweise erst ab dem 30. Lebensjahr vorgenommen. Der Eingriff kann bis zu vier Stunden dauern und wird immer unter Vollnarkose gemacht. Nach etwa zehn Tagen werden Sie aus dem Krankenhaus entlassen – mit Narben um die Brustwarzen und einer senkrechten Narbe vom Brustansatz bis zur Warze, die immer sichtbar sein wird. Kostenpunkt: bis zu 10000 Mark. Ganz neu und deshalb noch nicht auf Langzeiterfolg und -risiko getestet: das Absaugen von Fett- und Drüsengewebe zum Verkleinern der Brust.

MEHR INFORMATIONEN über diese und viele andere Eingriffe geben Ihnen die beiden Brigitte-Bücher „Schönheitsoperationen“ und „Körperkorrekturen“ (siehe Bücherliste Seite 159.)

ENTSPA

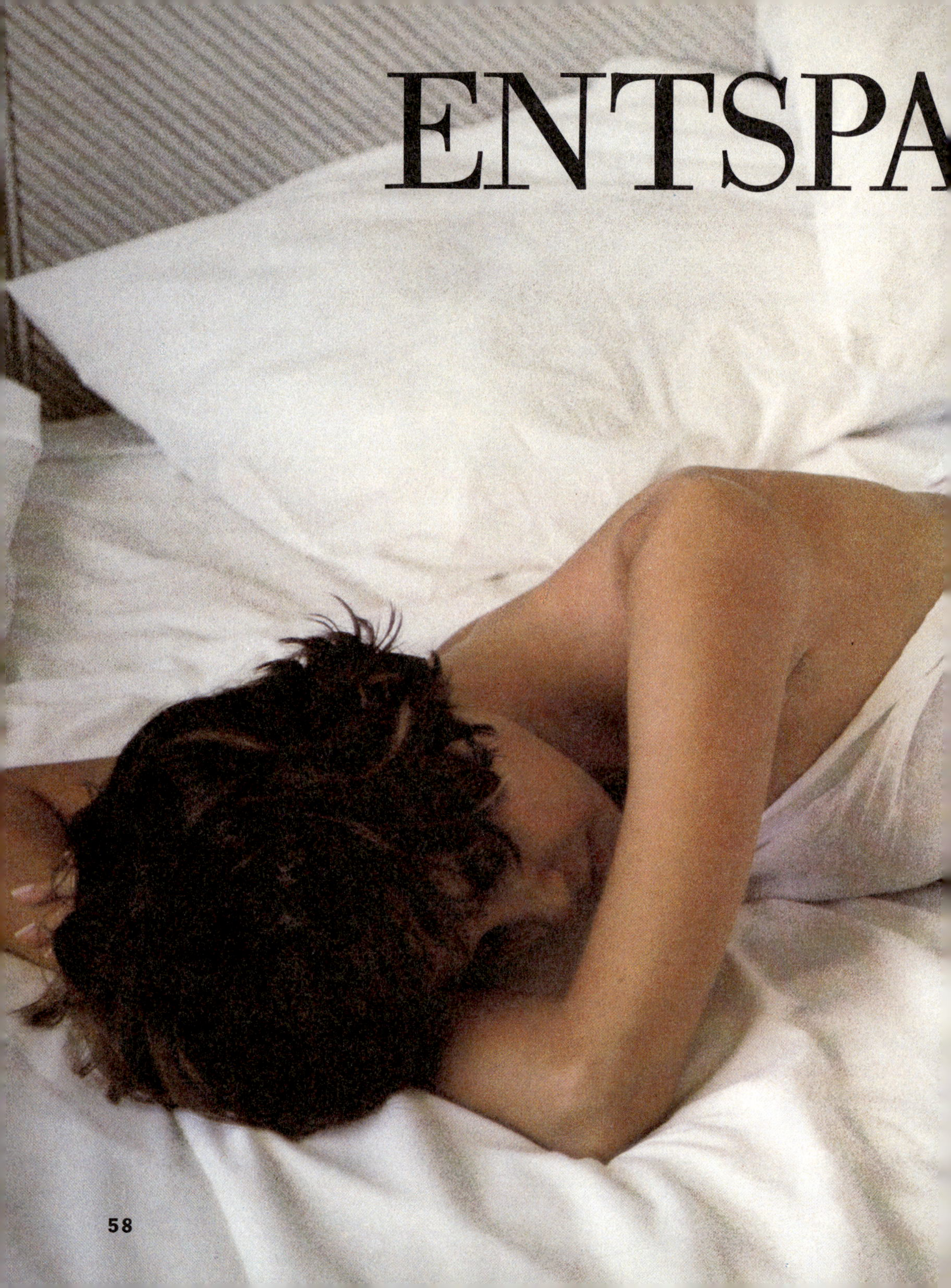

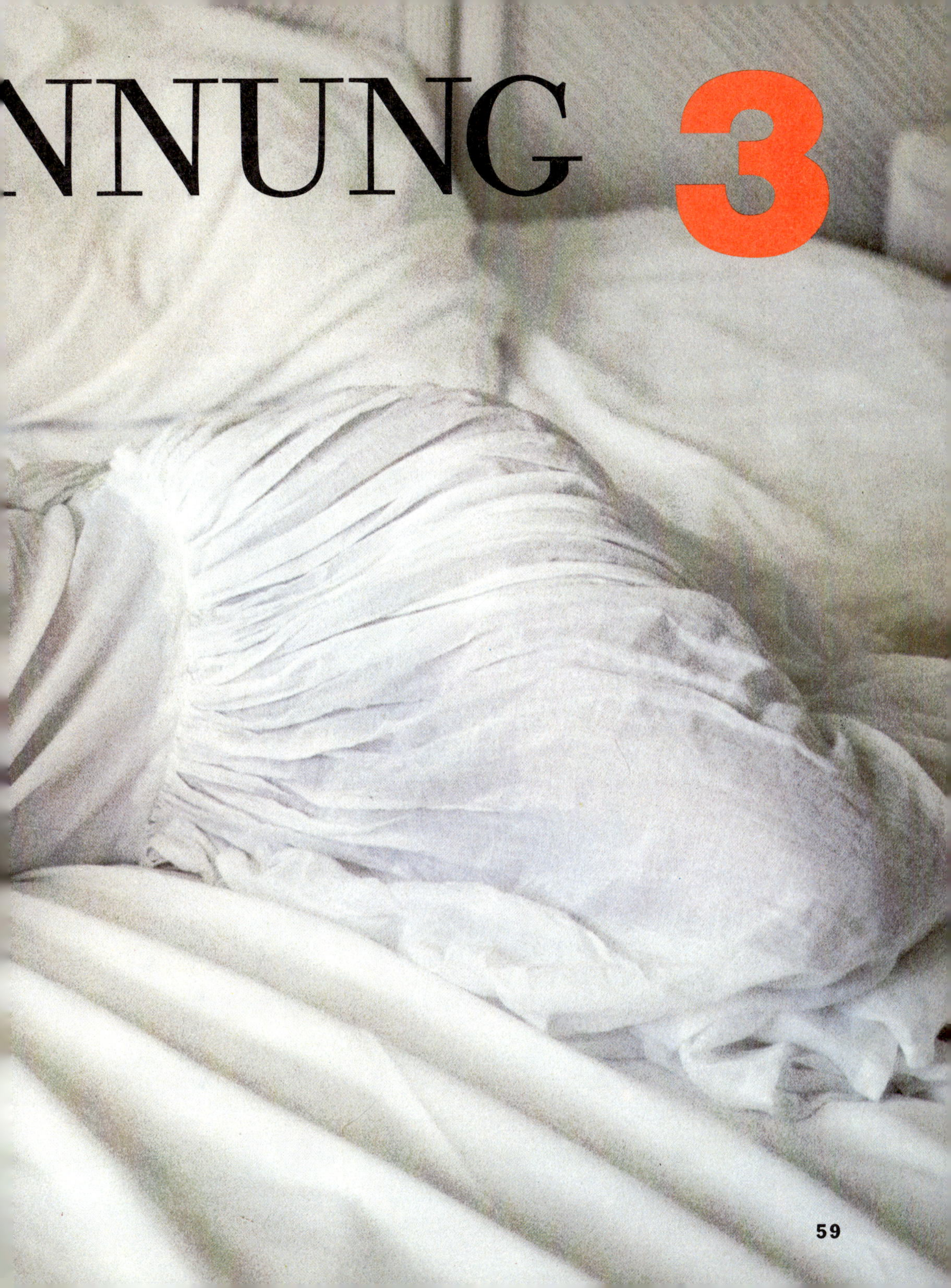
NNUNG
3

Laden Sie *Ihre Batterie* auf!

Stellen Sie sich vor, Sie hätten in Ihrem Körper eine Batterie, die mit einer ganzen Menge Energie geladen ist. Logisch, daß diese Power sich langsam, aber sicher verbraucht. Streß trägt am meisten zu diesem Verbrauch bei. Nicht unbedingt der, den wir nicht vermeiden können: Wir leben ja nun mal nicht auf einer einsamen Insel mit lauter Menschen, die uns lieben – ohne Geldsorgen und Berufsstreß. Am schädlichsten ist der Streß, den wir uns selbst machen: nicht in Ruhe abwarten können, wie sich die Dinge entwickeln; jedes Problem von seiner schwärzesten Seite sehen; nur negativ denken; über Dinge grübeln, die längst vergangen sind: wie's gewesen wäre, wenn . . .; sich die Zukunft in düstersten Farben ausmalen. Spätestens, wenn Sie ständig schlechte Laune haben, gereizt sind, sich überfordert fühlen, ist es Zeit, die Batterie nachzuladen: Entspannen Sie sich. Holen Sie tief Luft. Und schon sind Sie mittendrin in den Atemübungen:

Ob Sie Ihre Übungen morgens, mittags oder abends machen, ist egal. Aber gut wär's, wenn Sie jeden Tag kurz abschalten würden – das bringt Ruhe und Gelassenheit in Ihren Alltag.

POSITIVES DENKEN: Dabei geht es um den Unterschied zwischen Leuten, die schimpfen, weil die Rosen Dornen haben, und denen, die sich freuen, daß ein Dornenstrauch so schöne Blumen trägt. Wir haben die Wahl, wie wir an die Dinge herangehen! Positiv denken kann man lernen, durch eine Art Selbsthypnose, die auch kreatives Visualisieren genannt wird: Entspannen Sie sich. Dann lassen Sie vor Ihrem geistigen Auge einen Film ablaufen, in dem Sie die Hauptrolle spielen. Sie sind mutig (wenn Sie's in Wirklichkeit nicht sind und darunter leiden). Sie sind schön (wenn Sie sich in Wahrheit häßlich finden). Genießen Sie die Bilder, und sagen Sie sich „Ich bin mutig". Oder: „Ich bin schön". Suggerieren Sie sich Ihre Wunschvorstellung von sich selbst, sagen Sie sich das, was Sie erreichen möchten, jeden Tag mehrmals laut vor. Nach einer Weile wird etwas in Ihnen in Bewegung kommen, weil Sie Ihr Unterbewußtsein umprogrammiert haben:

Atemübungen

Setzen Sie sich gerade auf einen Stuhl, oder legen Sie sich hin. Beim Sitzen die Beine nicht überkreuzen und beim Liegen nicht anziehen.

- Übung Nr. 1: Schließen Sie die Augen, und achten Sie auf Ihren Atem. Durch die Nase einatmen, durch den leicht geöffneten Mund ausatmen. Ganz langsam. Versuchen Sie, dabei an nichts zu denken, konzentrieren Sie sich nur auf Ihren Atem. Mit dieser Atemübung beginnen Sie bitte auch immer jede der folgenden Übungen!
- Übung Nr. 2: Atmen. Jetzt suggerieren Sie sich ganz langsam die folgenden Sätze: „Ich schlucke alles. – Ich verdaue alles. – Ich lasse alles los.“ Sagen Sie sich jeden Satz ruhig mehrmals hintereinander, bevor Sie zum nächsten übergehen.
- Übung Nr. 3: Atmen. Gehen Sie in Gedanken an einem Strand am Meer spazieren, und atmen Sie langsam mit den ankommenden Wellen ein, mit dem abfließenden Wasser aus. Hilfreich bei diesen Atemübungen ist Meditationsmusik. Sie lenkt auch von störenden Geräuschen ab. Nehmen Sie sich wenigstens fünf Minuten Zeit für jede Übung. Hinterher recken und strecken Sie sich wie eine Katze beim Aufwachen. (Die Übungen stammen aus den Seminaren der Hamburger Heilpraktikerin und Homöopathin Elke Erdmann.)

Entweder Sie können wunderbar damit leben, nicht mutig zu sein (Problem gelöst), oder Sie wundern sich, wozu Sie plötzlich fähig sind (Problem auch gelöst).

FARBTHERAPIE: Farben können beruhigen oder anregen - erstaunlicherweise rufen sie, das haben weltweite Tests ergeben, bei jedem Menschen die gleiche Wirkung hervor: Blau beruhigt, Gelb macht aktiv, Grün besänftigt, Rot regt an. Daß Farben auf den Organismus einwirken, bestreiten auch die Schulmediziner nicht mehr. Blau zum Beispiel senkt den Blutdruck, Rot läßt ihn ansteigen. Also: Wenn Sie sowieso schon rotsehen vor Zorn, konzentrieren Sie sich auf etwas Blaues oder Dunkelgrünes in Ihrer Umgebung. Das beruhigt.

AROMATHERAPIE: Die wohltuende Wirkung von ätherischen Ölen war schon im alten Ägypten bekannt. Duftende Öle oder Essenzen werden in die Haut massiert, inhaliert oder ins Badewasser gegeben. Seit neuestem werden auch ganze Räume mit Aromastoffen benebelt. Düfte wirken aufs vegetative Nervensystem und aufs Gemüt. Sie können beruhigen oder anregen. Wenn Sie's ausprobieren wollen: Kamille, Melisse oder Lavendel entspannen, Zitrone und Rosmarin machen munter und fördern die Konzentrationsfähigkeit.

MUSIKTHERAPIE: Sie geht davon aus, daß Töne und Klänge eine heilende Wirkung auf die Seele haben. Fest steht, daß Musikreize ohne Umweg über das Bewußtsein auf das vegetative Nervensystem einwirken. Benutzt werden in der Musiktherapie in der Hauptsache langsame, periodisch wiederholte Klangfolgen und langanhaltende Töne – wie sie in der Meditationsmusik zu finden sind. Auch klassische Musik wird zur Therapie benutzt. Einfachste Anwendung der Musiktherapie: sich hinlegen, die Augen schließen und sich voll auf die Musik konzentrieren. Oder: Bewegen Sie sich harmonisch so zu den Klängen, wie es Ihnen gefällt.

FÜR DIE FOLGENDEN TECHNIKEN brauchen Sie eine ganz gründliche Anleitung – am besten durch eine Lehrerin oder einen Lehrer. Manches davon kann man sich zwar mit Hilfe von Büchern, Ton- oder Videokassetten selbst beibringen. Besser ist es aber in jedem Fall, wenn Sie sich wenigstens die Grundlagen von einem Therapeuten oder Lehrer beibringen lassen.

AKUPRESSUR: Durch Pressen oder Massieren bestimmter Punkte soll die geistige, körperliche und seelische Gesundheit erhalten werden. Die Druckpunkte liegen nach alter chinesischer Vorstellung auf den Meridianen. Das sind Kanäle im Körper, durch die Energieströme fließen. Durch die Akupressur werden Energieblockaden gelöst: Das Massieren bestimmter Punkte, in der Augenregion zum Beispiel, vertreibt Müdigkeit und schlechte Laune, aber auch Kopfschmerzen. Achtung: Akupressur ist verboten bei Schwangerschaft und Herz- oder Kreislaufbeschwerden.

ATEMTHERAPIE: Die Lehre vom richtigen Atem spielt bei östlichen Meditationsformen und dem Yoga eine große Rolle. Die Atemtherapie, die bei uns heute gelehrt wird, geht davon aus, daß wir unseren natürlichen Atemrhythmus verloren haben und falsch, weil zu flach, atmen. Das führt zu körperlichen und seelischen Fehlhaltungen, zu Müdigkeit und Lustlosigkeit. In der Atemtherapie lernen Sie die ursprüngliche

Zwerchfellatmung, die jede Zelle wieder mit ausreichend Sauerstoff versorgt.

AUTOGENES TRAINING: Eine Art Selbsthypnose, die auf Schwere- und Wärmeübungen aufbaut, die der Berliner Neurologe Johannes H. Schultz in den 20er Jahren entwickelt hat. Dabei suggeriert man sich Sätze wie „Mein Arm ist ganz schwer", und durch tiefe, erlernbare Konzentration wird der Arm auch schwer. Das autogene Training beeinflußt körperliche und seelische Funktionen; Nervosität und Aggressionen können damit abgebaut werden. Viele Ärzte bringen ihren Patienten inzwischen autogenes Training bei.

MEDITATION: Ursprünglich war Meditation (lat.: Besinnung) ein Teil fernöstlicher Religionsausübung. Die tiefe Selbstversenkung – eine Art Konzentration auf das eigene Ich – ist im Buddhismus und Hinduismus eine Stufe zur Erleuchtung, dem Einswerden mit dem All. Im Westen hat Meditation selten einen religiösen Background, sie soll aber inneren Frieden bringen. Die Übungen beginnen meistens mit der Konzentration auf den Atem, danach wird über einen Laut (Om zum Beispiel) oder ein Bild (Mantra) meditiert.

TAI CHI: „Geschmeidig wie ein Kind, gesund wie ein Holzfäller und gelassen wie ein Weiser" – so beschreibt ein chinesisches Sprichwort die Ziele des „Schattenboxens". Tai Chi ist eine uralte chinesische Kampfsportart, die aus harmonischen einfachen Dreh-, Stoß-, Schritt- und Ausweichbewegungen besteht. Sie werden langsam und unter Einbeziehung des gesamten Körpers ausgeführt. Die fließenden Bewegungen stärken die innere Energie, schaffen Ausgeglichenheit und Konzentrationsvermögen. Allerdings erst, wenn Sie wenigstens ein Jahr geübt haben!

YOGA: Ziel der in Indien entstandenen Denk- und Lebensweise ist es, durch die völlige Beherrschung des Körpers den Geist zu befreien. Über einen Acht-Stufen-Weg soll der Yoga-Schüler eins mit der göttlichen Energie werden. Yoga hier im Westen beschränkt sich auf die ersten drei Stufen dieses Wegs: Körper-, Atem- und Entspannungsübungen. Zu den verschiedenen Körperstellungen gehören unterschiedliche Atemübungen. Deshalb lernt man Yoga wirklich am besten unter Anleitung. Viel Disziplin braucht man auch: Am besten übt man täglich – zumindest am Anfang.

ERNÄHRUN

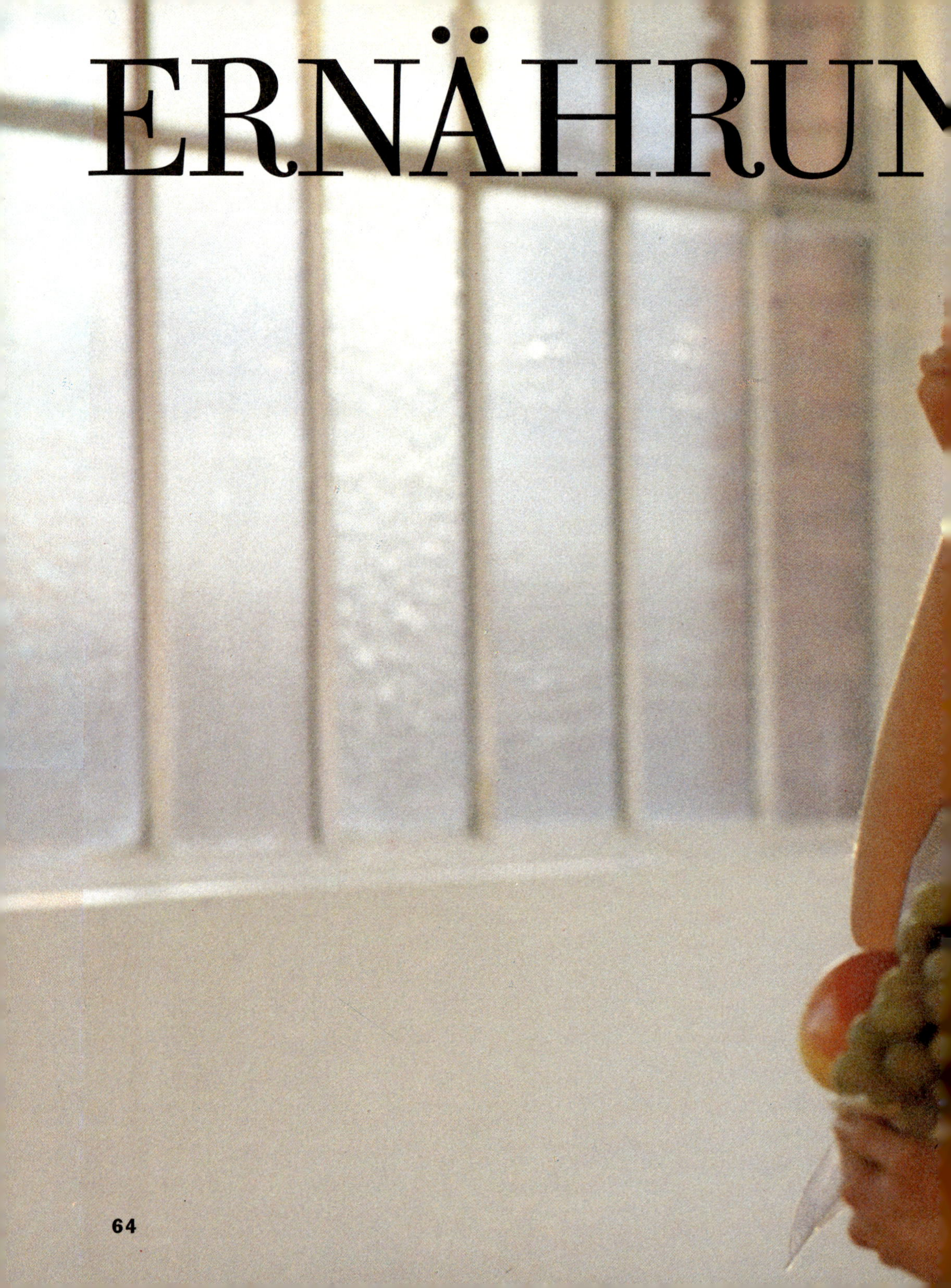

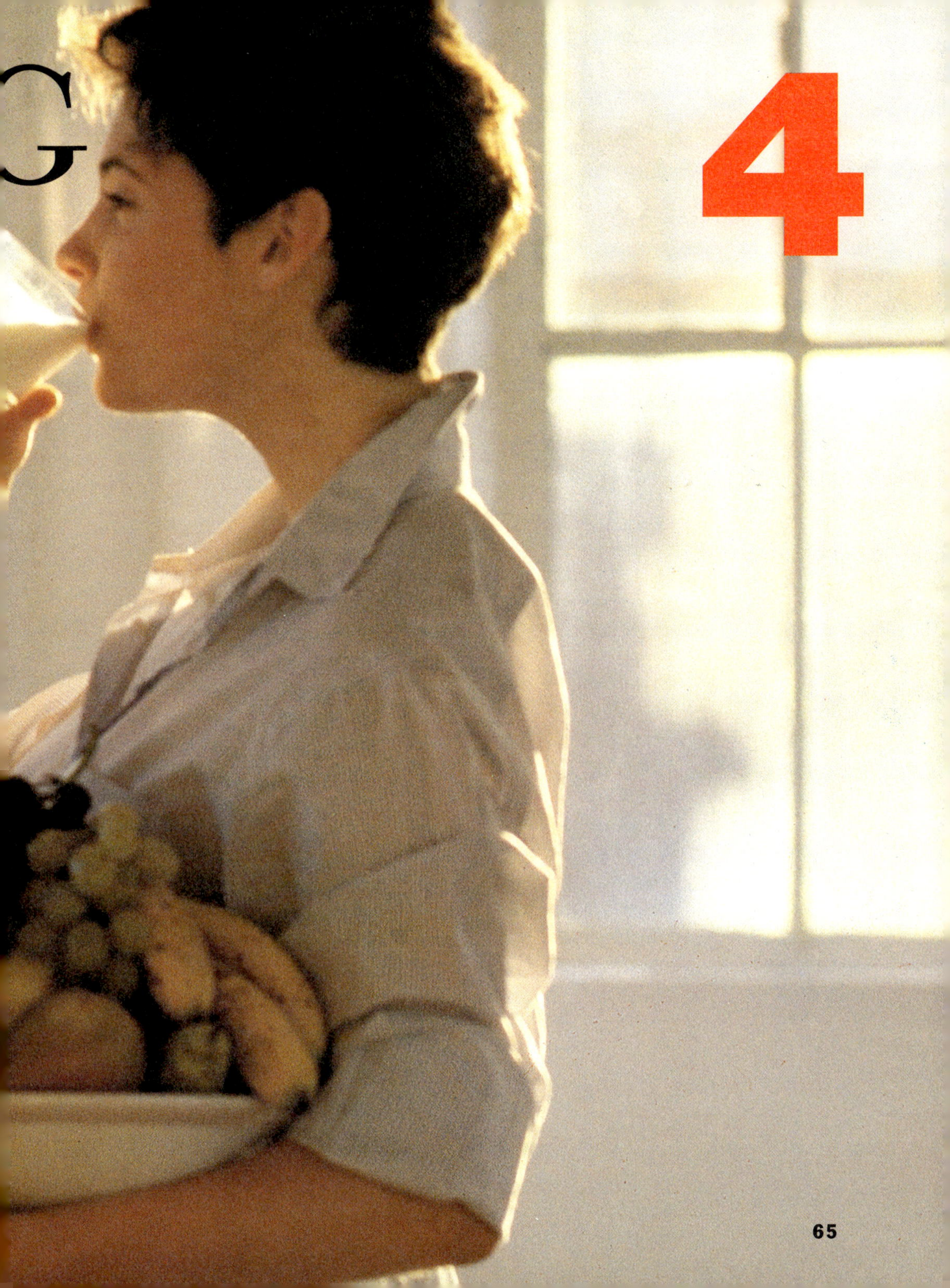
4

Vollwert: *Richtig essen* macht gute Laune

Das ist kein Witz, sondern das Ergebnis einer amerikanischen Studie von Ernährungswissenschaftlern: Wem es ständig an Zink, Magnesium oder Kalzium zum Beispiel fehlt, der wird müde, depressiv und übellaunig. Ganz zu schweigen davon, daß wir uns (fast) alle krank essen: zu viel, zu fett, zu süß, zu salzig. Mit dem Ergebnis dieser Gedankenlosigkeit haben die Krankenkassen gut zu tun. Die Folgen unserer Pommes-frites- und Cola-Gesellschaft sind Herz- und Kreislaufleiden, Krebs, Diabetes, Rheuma, Gicht, Allergien und Hautleiden. Dabei wäre es so einfach, wenn wir zu unserem Körper wenigstens so nett wären wie zu unserem Auto: Da kommen wir ja auch nicht auf die Idee, Normalbenzin zu tanken, wenn das Auto Super braucht! Also sollten wir auch unserem Körper den besten Kraftstoff gönnen, den wir kriegen können: Das ist Vollwertkost!

Das heißt aber nicht, daß Sie rund um die Uhr mit langen Zähnen Müsli mampfen und Karotten kauen sollen: sich vollwertig zu ernähren, bedeutet einen vielseitigen Speiseplan zu haben, eine bunte Mischkost aus Salaten, Obst, Gemüse, Vollkornprodukten, fettarmen Milchprodukten und wenig Fleisch, aber öfter mal Fisch. Wenn Sie sich bis jetzt wenig Gedanken über Ihre Ernährung gemacht haben und auf Vollwertkost umstellen wollen: Gehen Sie es langsam an. Radikale Änderungen von einem Tag auf den anderen können Verdauungsprobleme auslösen.

FAUSTREGELN FÜR EINE BESSERE ERNÄRHUNG:

- Essen Sie reichlich Salat, Obst und rohes Gemüse – möglichst aus biologischem Anbau, weil da nicht gespritzt wird. Das ist zwar etwas teurer, aber dafür sparen Sie viel Geld beim Fleischer.
- Reduzieren Sie den Salzverbrauch. Kräuter und Gewürze können beim Kochen einen großen Teil des Salzes

ersetzen. Vorsicht auch vor verstecktem Salz, das in vielen Knabbereien, Fertiggerichten und Käsesorten, ganz zu schweigen von Wurst, enthalten ist.

- Meiden Sie Zucker, er ist ein reiner Kalorienträger. Nicht viel besser sind Honig, Zuckerrohrgranulat, Obstkraut oder Ahornsirup. Sie enthalten zwar außer Kalorien noch ein paar Vitamine und Mineralstoffe, aber in unbedeutenden Mengen. Nehmen Sie frisches Obst, z. B. Bananen und Trockenfrüchte, zum täglichen Süßen – und gönnen Sie sich ohne schlechtes Gewissen hin und wieder ein dickes, fettes Tortenstück, wenn es Sie danach gelüstet! Im übrigen werden Sie merken: Je weniger Süßes Sie essen, je vollwertiger Sie sich ernähren, um so mehr läßt Ihre Sucht nach Süßigkeiten nach.
- Essen Sie Vollkorn- statt Weißmehlprodukte. Lebensmittel aus Vollkornmehl wie Brot oder Nudeln und ganze Getreidekörner sind reich an Kohlenhydraten, Ballaststoffen und pflanzlichem Eiweiß. Die Kohlenhydrate sättigen rasch und halten lang vor (gut für die Linie!). Die Ballaststoffe regen die Darmtätigkeit an. Das pflanzliche Eiweiß ist ebenso gesund wie das tierische – und nötig für eine ausgewogene Ernährung.
- Kaufen Sie möglichst naturbelassene Lebensmittel. Wenn sie bearbeitet wurden, erhitzt, konserviert, raffiniert zum Beispiel, haben sie an Qualität verloren. Also: Besser Naturreis (mit seinen Ballaststoffen) als polierter Reis, lieber eine frische Tomate als Tomatenmark. Gegen tiefgekühltes Obst und Gemüse ist nichts einzuwenden, wenn es nicht älter ist als ein halbes Jahr. Dann gehen die Vitamine allmählich verloren.
- Zweimal pro Woche Fleisch – mehr sollte es nicht sein. Vegetarier leben zwar nachgewiesenermaßen gesünder als Menschen, die Fleisch essen. Aber Sie müssen ja nicht gleich zum Vegetarier werden, wenn Sie es nicht mögen. Der Verzicht auf die tägliche Wurststulle wird Ihnen sicher leichter fallen, wenn Sie einmal darüber nachdenken, wie die Schlachttiere heute gehalten werden (müssen), um unseren immens hohen Fleischverbrauch zu sichern. Dann wenigstens „alternatives Fleisch“ vom Bio-Schlachter, der seine Tiere nicht mit Hormonen aufpäppelt oder in Käfigen großzieht. Fisch sollten Sie regelmäßig essen – mindestens einmal pro Woche – wegen seines Jodgehalts.

Vitamine fürs *Wohlbefinden* – und für die *Haut*

Daß Vitamine für unser Wohlbefinden notwendig sind, ist nicht neu. Wer sich vollwertig ernährt, wird mit der ausreichenden Versorgung keine Probleme haben. Wenn Sie aus Zeit- und Arbeitsgründen aber oft auf Kantinen und Imbiß-Buden angewiesen sind, ist es sinnvoll, sich mit einem Multi-Vitamin-Präparat zu versorgen. Keine Angst, die künstlich hergestellten sind den natürlichen gleichwertig – so die Ärzte – und immer noch die beste Lösung, wenn die Ernährung nicht ausreichend Vitamine liefern kann.

FÜR DIE GESUNDHEIT: Wie wichtig Vitamine aber auch zur Vorbeugung gegen Krankheiten sind, zeigen die neuesten Forschungen: Offensichtlich sind Beta-Carotin (Provitamin von A) und die Vitamine E und C in der Lage, die Freien Radikale zu fangen. Das sind kleine aggressive Zellbruchstücke, die durch normale Stoffwechselvorgänge, durch Rauchen, Sonnenbestrahlung, Medikamente oder chemische Substanzen entstehen. Sie verbinden sich blitzartig mit den lebenden Zellen und zerstören sie. Die Freien Radikale werden für Krebs und Herzinfarkt, für Lichtschäden in der Haut und für Alterungsprozesse verantwortlich gemacht. Deshalb – so die Empfehlung der Ärzte – soll man künftig deutlich größere Mengen von Beta-Carotin, Vitamin C und E zu sich nehmen. Wichtig: Hier geht es nicht um die Heilung bestehender Krankheiten, sondern ums Vorbeugen. Keine Angst, die neuen empfohlenen Mengen sind so niedrig dosiert, daß sie keine schädlichen Nebenwirkungen haben.

BETA-CAROTIN: Es ist reichlich vorhanden in Möhren, Spinat, Grünkohl, Feldsalat, Mangold, Brokkoli und Aprikosen. Beta-Carotin ist fettlöslich und muß mit Öl oder Fett kombiniert werden, wenn es wirken soll. Empfohlene Menge pro Tag: 15 bis 30 Milligramm.

VITAMIN C liefern Hagebutten- und Sanddornsaft, Johannisbeeren, Kiwi, Paprika, Grünkohl, Brokkoli und Rosenkohl zum Beispiel. Wo bleibt die berühmte Apfelsine? 100 Gramm frisch gepreßter Saft enthält ungefähr 50 Milligramm Vitamin C, die Hälfte des empfohlenen Tagesverbrauchs. Preiswertes Vitamin C gibt's in der Apotheke als Ascorbinsäure zu kaufen. Raucher, besonders jugendliche Raucherinnen, brauchen täglich 150 Milligramm Vitamin C, um ausreichend versorgt zu sein.

VITAMIN E: Wichtigste Lieferanten sind Weizenkeimöl, Leinsamen, Sonnenblumen-, Oliven- und Sojaöl, Mandeln, Haselnüsse, Sojabohnen und Sonnenblumenkerne. Vitamin E ist fettlöslich. Empfohlene Menge pro Tag: 200 Milligramm (Weltgesundheitsbehörde.)

VITAMINE FÜR DIE HAUT: Es gibt richtige Schönheitsvitamine, die sogar von außen wirken. Deshalb sind sie mehr und mehr in Cremes, Lotionen, Sonnenschutz und Haarprodukten zu finden. Eins sollte allerdings klar sein: Eincremen allein nützt nichts, wenn der Vitaminhaushalt des Körpers nicht stimmt. Denn die Haut wird in erster Linie von innen über das Blut versorgt.

VITAMIN A macht die Haut weicher und widerstandsfähiger, gleicht übermäßige Verhornung aus – das ist günstig bei Akne. Es hält die reife Haut jung, weil es die Zellteilung anregt und Fältchen ein wenig glätten kann. Ein anderes Kapitel ist die Vitamin-A-Säure, die zur gleichen Familie gehört wie Vitamin A, aber eine viel größere Wirkung auf die Haut hat. Sie wird bei Akne oder stark sonnengeschädigter Haut vom Dermatologen als Kur verschrieben. (Siehe auch: Akne, Seite 24.)

VITAMIN E hilft der Haut, Feuchtigkeit zu speichern, und verbessert ihre Durchblutung. Es ist ein natürliches Sonnenschutzmittel, das Haut und Haare vor UV-Schäden bewahrt. Deshalb ist Vitamin E auch in vielen Sonnenschutzprodukten zu finden.

VITAMIN B5 (oder Panthotensäure) entsteht in der Haut, wenn Panthenol (die alkoholische Form des Vitamins) aufgetragen wird. Dann bindet es die Feuchtigkeit und macht die Haut geschmeidig. Es beruhigt die Haut bei Sonnenbrand, lindert Reizungen und Rötungen. Den Haaren gibt das Vitamin B5 mehr Glanz und Elastizität. In der Zahnpasta wirkt es entzündungshemmend.

VITAMIN C soll die Wirkung der Vitamine E und A in der Haut unterstützen, besonders beim Einfangen der Freien Radikale.

Schlank werden, schlank bleiben: *Wunder* gibt's *nicht*

„Hilfe, ich bin zu dick!" Herzlichen Glückwunsch, wenn Sie das noch nie sagen mußten! Sie gehören dann einer beneidenswerten Minderheit an, die essen kann, was sie will, ohne zuzulegen. Für den Rest der Welt gilt: Die Sahnetorte setzt sich auf den Hüften fest – und nach der Freßwelle kommt meistens die Hungerkur. Richtige Wunderdiäten gibt's dafür: Ahornsirup mit Zitronen, Nudel-, Brot- und hochkarätige Eiweißdiäten zum Beispiel, die oft nicht nur schlank, sondern auch krank machen. Wer immer wieder eine dieser einseitigen Diäten durchzieht, wird nicht nur anfälliger für Krankheiten durch unzureichende Versorgung mit wichtigen Nährstoffen, sondern auch nervös, übellaunig und erst recht heißhungrig auf das, was verboten ist. Klar, daß auch die Leistungsfähigkeit auf der Strecke bleibt. Noch schlimmer: Nach der x-ten strengen Diät nimmt man gleich wieder zu, sobald man wieder normal ißt.

WAS PASSIERT BEI EINER DIÄT? Zunächst verliert der Körper Wasser, in den ersten Tagen geht daher das Gewicht rapide zurück. Dann aber stellt er sich auf die geringere Kalorienzufuhr ein: Der Grundumsatz, der die Stoffwechselvorgänge aufrechterhält, ändert sich. Wir verbrauchen weniger Energie. Das bedeutet, daß bei einer längeren Diät das Abspecken immer langsamer vor sich geht, ja sogar stillsteht. Wenn Sie dann wieder normal essen, nehmen Sie schnell zu, weil der Körper immer noch auf Sparflamme arbeitet und jede Kalorie so optimal verarbeitet, wie er das während der Diät gelernt hat.

WIEVIEL „DÜRFEN" SIE WIEGEN? Am einfachsten ist immer noch die Rechnung: Körpergröße minus 100 minus 10 Prozent. Das ist das Normalgewicht und hat sich inzwischen als besser für die Gesundheit als das einst propagierte Idealgewicht (gleiche Rechnung minus 15 Prozent) herausgestellt. Zehn Prozent über oder unter dem Normalgewicht sind noch in Ordnung, als untergewichtig gilt, wer weniger als 15 Prozent unter Normalgewicht wiegt.

WAS TUN, UM SCHLANK ZU WERDEN UND ZU BLEIBEN? Auf Dauer ist der einzige Weg: Stellen Sie Ihre Ernährungsgewohnheiten um – in Richtung Vollwertkost. Die Brigitte-Vollwert-Diät (siehe Bücherliste Seite 159) hilft Ihnen bei dieser Umstellung – mit einem Vier-Wochen-Programm, das Sie mit 1300 Kalorien täglich auf gesunde Weise satt macht. Hilfreich für den Anfang ist auch die Brigitte-Ideal-Diät, die mit 1000 Kalorien pro Tag so berechnet ist, daß Sie ausgewogen ernährt werden. Keine Wunder-Diät, sondern eine, mit der Sie langsam, aber sicher ans Ziel kommen. Wetten, daß Sie Spaß daran kriegen, sich gesund zu ernähren? Null Bock auf Diät? Dann versuchen Sie's mit Sport. Körperliche Bewegung, das hat sich inzwischen herausgestellt, ist eine gleichwertige Methode zur Gewichtsregulierung. Mit Sport bauen sich tatsächlich Fettzellen ab. Bestens geeignet zum Abnehmen sind alle Sportarten, die den Körper kontinuierlich belasten – wie Joggen, Radfahren, Wandern und Schwimmen zum Beispiel: Wer täglich 30 Minuten joggt, kann bis zu 18 Kilogramm in einem Jahr abnehmen – bei 2000 bis 2500 Kalorien pro Tag. Ist das nichts?

Richtig schön dünn?

Der Schlankheitswahn hat dazu geführt, daß nicht nur viele junge Mädchen, sondern auch eine Reihe von Frauen zwischen 30 und 40 an Magersucht leiden. Lebensgefährlich wird das, wenn das Gewicht 25 Prozent unter das Normalgewicht sinkt: Herz- und Kreislauferkrankungen oder Unfruchtbarkeit können die Folge sein. Ab einem bestimmten Punkt läßt sich die Magersucht nicht mehr aufhalten. Wer darunter leidet, kriegt das langsame Ausmergeln des Körpers nicht mehr allein in den Griff. Da hilft nur noch eine Psychotherapie. Das gleiche gilt für Frauen, die an Bulimie (Heißhunger, gefolgt von Erbrechen) leiden. Spätfolge aller radikalen Diäten in jungen Jahren kann übrigens Osteoporose (Knochenabbau) im Alter sein.

APPETITZÜGLER? Selbst die in der Apotheke frei verkäuflichen haben viele Nebenwirkungen, von Depressionen über Schlafstörungen bis zu euphorischen Zuständen (die süchtig machen können). Auch Abführmittel, chemische wie pflanzliche, eignen sich nicht zum Abnehmen. Sie verursachen Kaliumverluste und machen den Darm noch träger. Sie brauchen also noch mehr Abführmittel – ein Teufelskreis.

NATURKOS

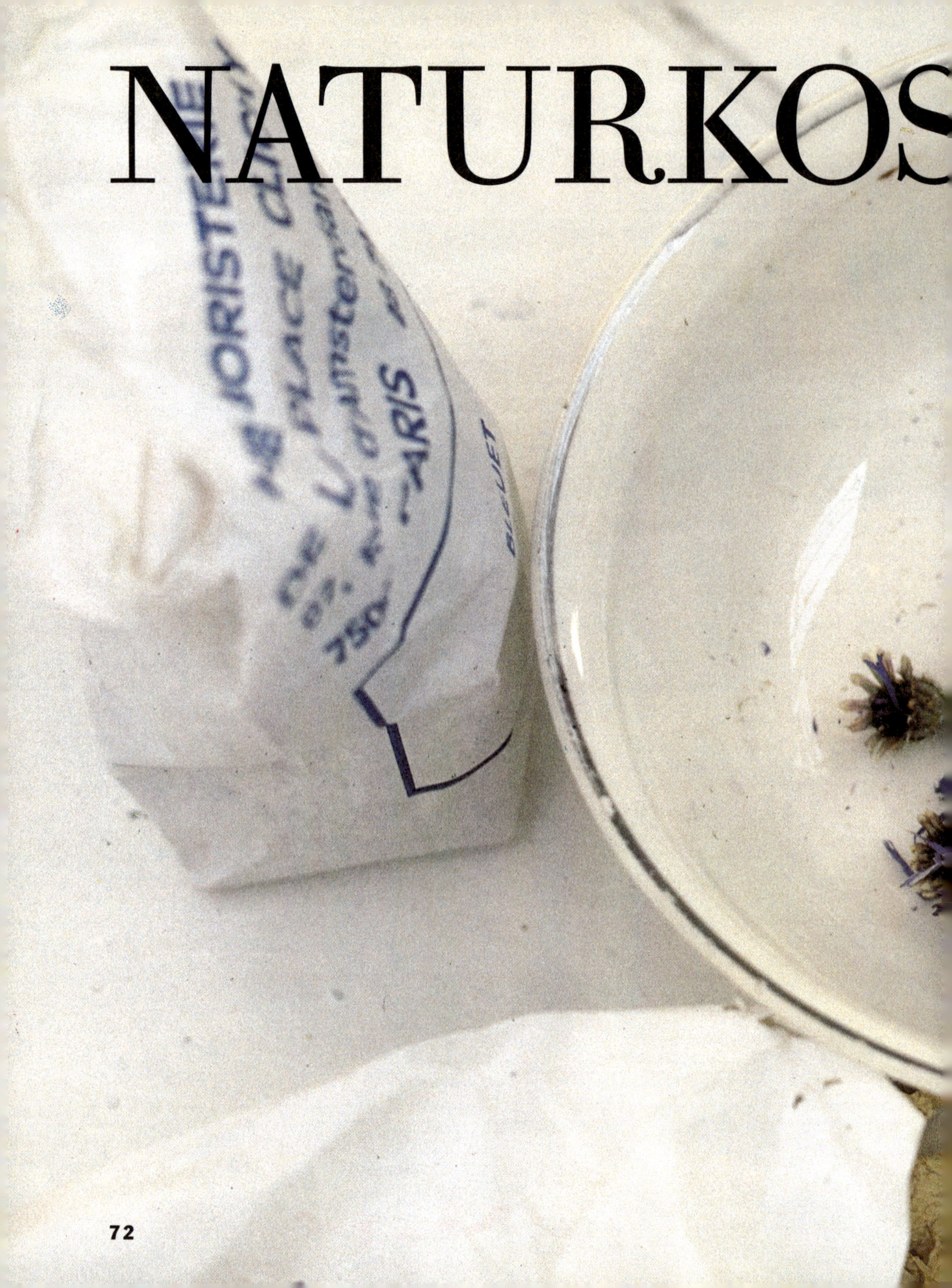

METIK 5

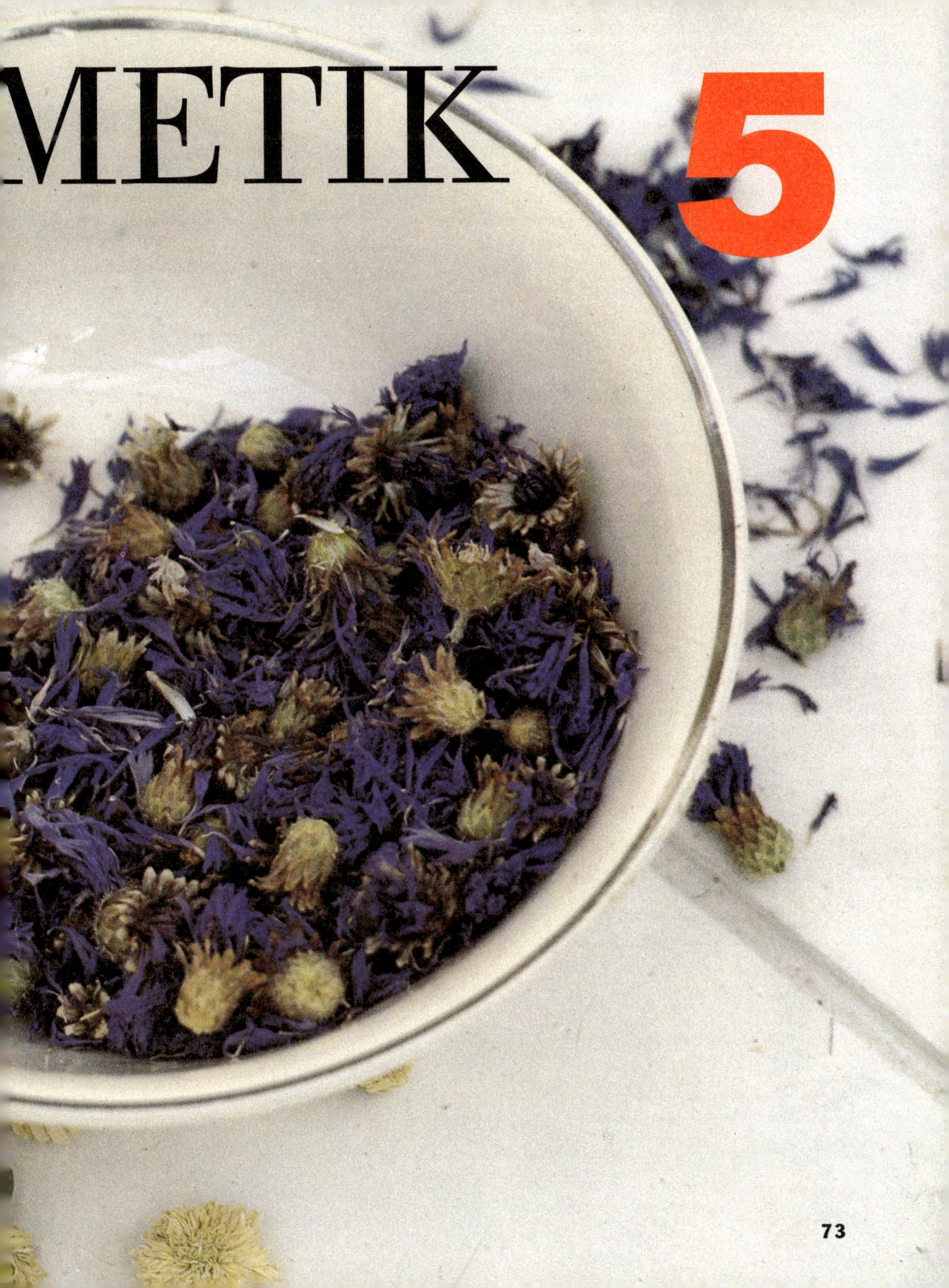

Wo die Natürlichkeit ihre *Grenzen* hat

Ist die Natur wirklich besser als die Chemie? Bevor der Begriff Naturkosmetik auftauchte, kümmerte sich keiner darum, ob die Zutaten für seine Creme aus dem Labor oder vom Feld kamen. Wichtig war, daß die Produkte, die benutzt wurden, verträglich waren und wenigstens ansatzweise das hielten, was sie an Wirkung versprachen. Genau das verlangt bis heute auch der Gesetzgeber zum Schutz des Verbrauchers. Gleiches Recht gilt also für Kosmetik „mit und ohne Natur“. Aber seit die Bezeichnung „Naturprodukt“ besonders verkaufsfördernd wirkt, stellt sich die Frage: Was ist das eigentlich – Naturkosmetik? Ist es die synthetisch hergestellte Creme mit drei Tropfen Rosenöl? Sind chemisch extrahierte Kräuterauszüge noch Natur? Zu welchen der beiden Kategorien gehören die naturidentischen Stoffe? Carotin (siehe Seite 156) kann zum Beispiel entweder voll synthetisch hergestellt oder aus Karotten gewonnen werden. Keine Analyse kann den Ursprung unterscheiden – und meine Haut kann es auch nicht. Ist chemisch gereinigtes Wollwachs (Lanolin, siehe Seite 158) noch natürlich? Oder ist Naturkosmetik überhaupt nur das, was im stillen Kämmerlein selbst zusammengemixt wird? Wissenschaftler stellen heute lapidar fest, sie befänden sich „noch in der Diskussion der Richtlinien“ (was Naturkosmetik sei). Ein Gericht hat immerhin festgelegt, daß synthetische Konservierungsmittel nichts in Naturkosmetik zu suchen haben und daß Naturkosmetik Naturstoffe zu enthalten habe. Das erwarte der Verbraucher. Meist die Verbraucherin also. Die weiß damit allerdings immer noch nicht, was sie einkauft, denn kein Hersteller ist verpflichtet aufzulisten, was in seinen Töpfen enthalten ist. Sieht man genauer hin, so sind nur wenige Produkte ausschließlich aus Naturstoffen zusammengesetzt. Viele der als natürlich bezeichneten Substanzen werden synthetisch als naturidentische Stoffe hergestellt – Bienenwachs zum Beispiel (siehe auch

Seite 156). Das kann uns übrigens nur recht sein – zum Schutz der Natur nämlich. Andere Inhaltsstoffe werden zur Reinigung und Isolierung einer mehr oder weniger intensiven chemischen Behandlung oder Umwandlung unterzogen. Die meisten Naturkosmetikprodukte enthalten übrigens auch Konservierungsstoffe – so zum Beispiel fast die gesamte Palette der Reformhaus-Kosmetik. Im Interesse des Verbrauchers bemüht man da sich allerdings intensiv darum, möglichst schadstoff-unbelastete Rohstoffe einzusetzen. Kein schlechtes Kriterium für „reine" Naturkosmetik!

CREMES ZUM SELBERMACHEN. Wer will, der kann, denn Rezepte dafür werden reichlich angeboten. Bevor Sie sich mit Mörser und Thermometer, Meßbecher und Pipette, Rührstäben und einer ganzen Batterie an Grundsubstanzen und Duftstoffen ausrüsten, sollten Sie überlegen, ob Sie die Zeit und die Geduld haben, jede Woche damit zu hantieren. Denn länger hält die selbstgerührte Creme auch im Kühlschrank nicht. Im warmen Badezimmer übersteht sie ohne Konservierungsstoffe nur zwei bis drei Tage – und das auch nur, wenn Sie bei der Herstellung mit größter Genauigkeit (was die Rezepte betrifft) und peinlichster Sauberkeit gearbeitet haben. Viele der Grundstoffe fürs Selbstgerührte sind Nahrungsmittel, von der Erdbeere (hochallergenisierend!) bis zur Weizenkleie. Nun läßt sich einmal darüber streiten, ob wir Eßbares für unsere Haut verwenden sollten, während überall auf der Welt Menschen hungern. Umstritten ist aber auch, ob frische Kartoffelscheiben und Sauerkraut im Gesicht überhaupt sinnvoll sind. Das sind ja Dinge, mit denen die Haut normalerweise nicht in Berührung kommt. „Unnatürliche Milieubedingungen" nennen die Wissenschaftler das – und arbeiten daher an Cremes, deren Inhaltsstoffe immer mehr der natürlichen Zusammensetzung der Haut entsprechen. Das macht die Produkte verträglicher.

PFLANZEN FÜR DIE HAUTPFLEGE. Auch die Pflanzen sind gründlich untersucht worden, und keineswegs alles, was die Natur hervorbringt, ist auch gesund und sicher. Pflanzeninhaltsstoffe sind immer Mischungen aus vielen Bestandteilen: Da kann für die Hautpflege Wirkungsvolles durchaus zusammen mit Giftigem vorkommen. Durch Extraktion, Destillation oder Isolierung kann zwar das Gute vom Schlechten getrennt werden. Aber das ist noch nicht alles: Die Zusammensetzung einer Pflanze ist auch davon abhängig, wo sie angebaut, wie sie gedüngt und wann sie geerntet wurde und durch welche Schadstoffe sie belastet ist. Das alles macht es den Herstellern von Naturkosmetik schwer, gleichbleibende Qualität anzubieten. Genau das erwarten Sie aber, wenn Sie zum drittenmal die gleiche Karottencreme kaufen. Wo natürliche Schwankungen nicht erwünscht sind, muß also die Chemie helfen. Mit Sicherheit erwarten Sie von Ihrem Naturprodukt auch, daß es nach 14 Tagen nicht als übelriechende Masse aus dem Topf quillt. Und das tut es, in den meisten Fällen, wenn es nicht durch ein Konservierungsmittel haltbar gemacht wurde.

WARUM WIRD ÜBERHAUPT KONSERVIERT? Kosmetische Produkte müssen ungeöffnet mindestens 30 Monate haltbar sein – so schreibt es das Gesetz vor. Sind sie es nicht, muß das Verfallsdatum auf der Packung angegeben sein. Mit Ausnahme einiger sehr fetter Cremes geht es daher ohne Konservierung kaum. Schon Ihr erster Griff in den Cremetopf bringt bis zu 100 Keime in den Tiegel, die sich explosionsartig vermehren und Gift für die Haut sind. Sie vermehren sich um so schneller, je mehr Wasser, Zucker und Eiweißstoffe in der Kosmetik stecken. Lotionen zum Beispiel haben einen Wasseranteil bis zu 80 Prozent – ein ideales Klima für Bakterien. Weniger anfällig sind künstlich hergestellte Stoffe wie Waschsubstanzen, Emulgatoren, Wachse, Fette und Öle. In wasserfreien Haut- und Sonnenölen zum Beispiel haben Bakterien kaum Überlebenschancen. Öle können allerdings ranzig werden, wenn sich ihr Fett mit dem Sauerstoff der Luft verbindet. Deshalb werden ihnen Stoffe zugesetzt, die das verhindern, sogenannte Antioxydantien (Vitamin E zum Beispiel). Auch Alkohol wird, bei Gesichtswässern etwa, zum Konservieren benutzt. Zur Zeit gibt es rund 56 Konservierungssubstanzen. In welchen Produkten und in welcher Konzentration sie verwendet werden dürfen, ist gesetzlich geregelt. Meistens befinden sich mehrere aufeinander abgestimmte Konservierungsstoffe in einem Produkt. Der Grund für die Mischung: Einige Konservierungsstoffe können nur Hefen oder Schimmelpilze vernichten, andere nur Bakterien. Das einzige Konservierungsmittel, das alle Keime tötete, war Formaldehyd. Das kam in den Verdacht, krebsauslösend zu sein. Sein Nachfolger Kathon ist nun genau so umstritten, weil es nach Meinung der Dermatologen sehr viel öfter Allergien auslöst als Formaldehyd. Ganz ohne Konservierungsmittel auszukommen, ist möglich: Die Produkte müssen in sterilen Abfüllanlagen hergestellt werden. Der Inhalt darf weder mit dem Finger noch mit der Luft in Berührung kommen. Das heißt, wir müßten auf den geliebten Cremetopf verzichten zugunsten von Dosierspendern (aufwendig und deshalb teuer in der Herstellung) und möglichst kleinen Tuben. Da haben die Bakterien wenig Chance, sich auszubreiten.

Ohne Tierversuche?

Wer damit wirbt, lügt. Nach deutschem und nach EG-Recht muß die Unbedenklichkeit aller Substanzen, die in Kosmetika verwendet werden, vorher in Tierversuchen erwiesen sein. Der deutsche Tierschutzbund hat zugelassen, daß das Wort „tierversuchsfrei“ bei Produkten verwendet werden darf, für die nach 1978 keine Tierversuche mehr gemacht worden sind. Jede Kosmetikfirma, die sich an die altbekannten, längst getesteten Rohstoffe hält, kann also auf Tierversuche verzichten. Für Neuentwicklungen, deren Unbedenklichkeit geprüft werden muß, sind in den letzten Jahren Ersatzmethoden (Tests an Zellkulturen zum Beispiel) erarbeitet worden. So machen die Tierversuche für Kosmetik gerade noch 0,3 Prozent aller Tierversuche aus. Verboten sind seit 1986 grundsätzlich alle Tierversuche für dekorative Kosmetik – die Hersteller von Lippenstift und Co. müssen sich seitdem an erprobte Inhaltsstoffe halten – oder sie lassen im Ausland testen!

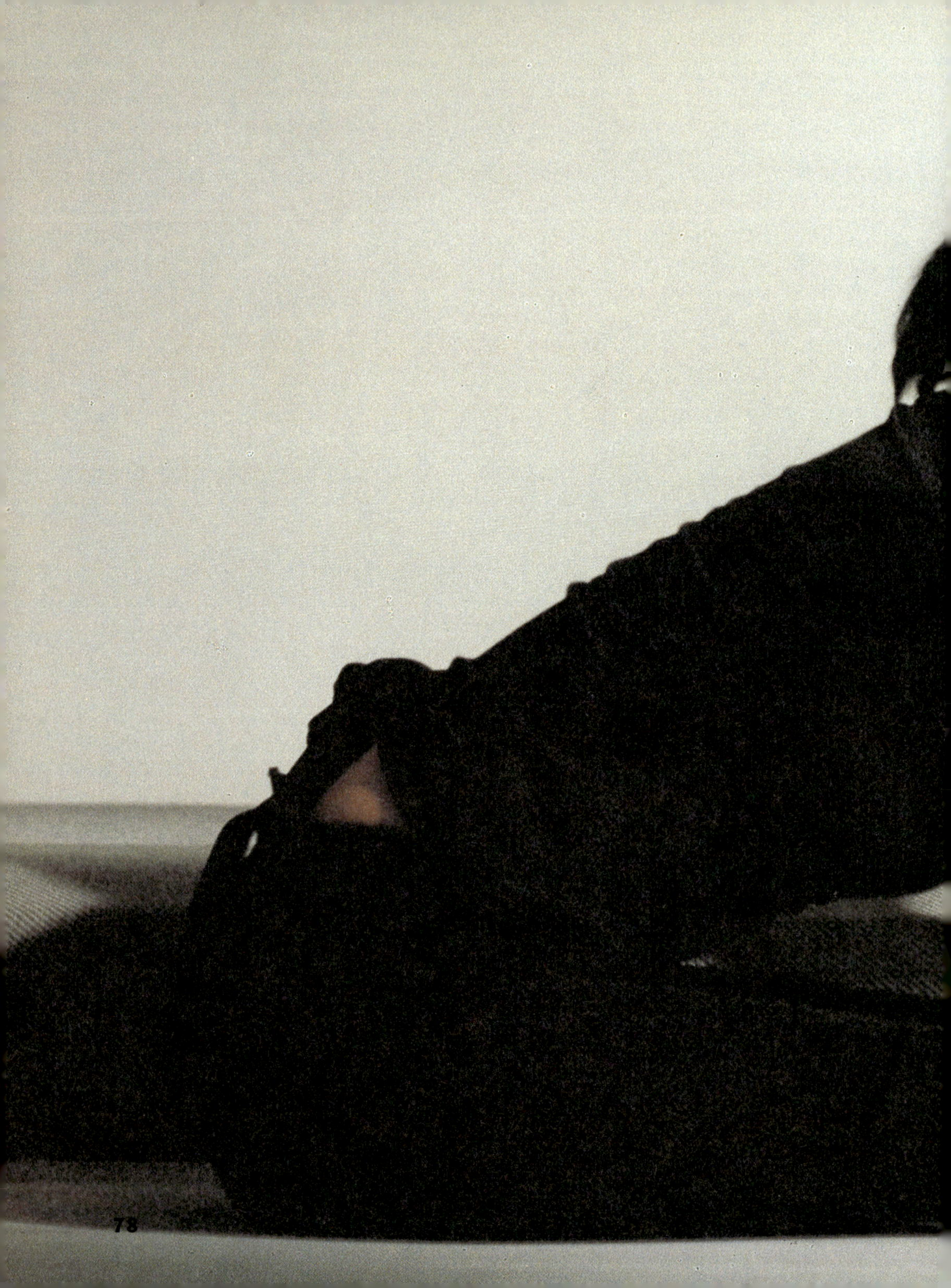

FITNESS 6

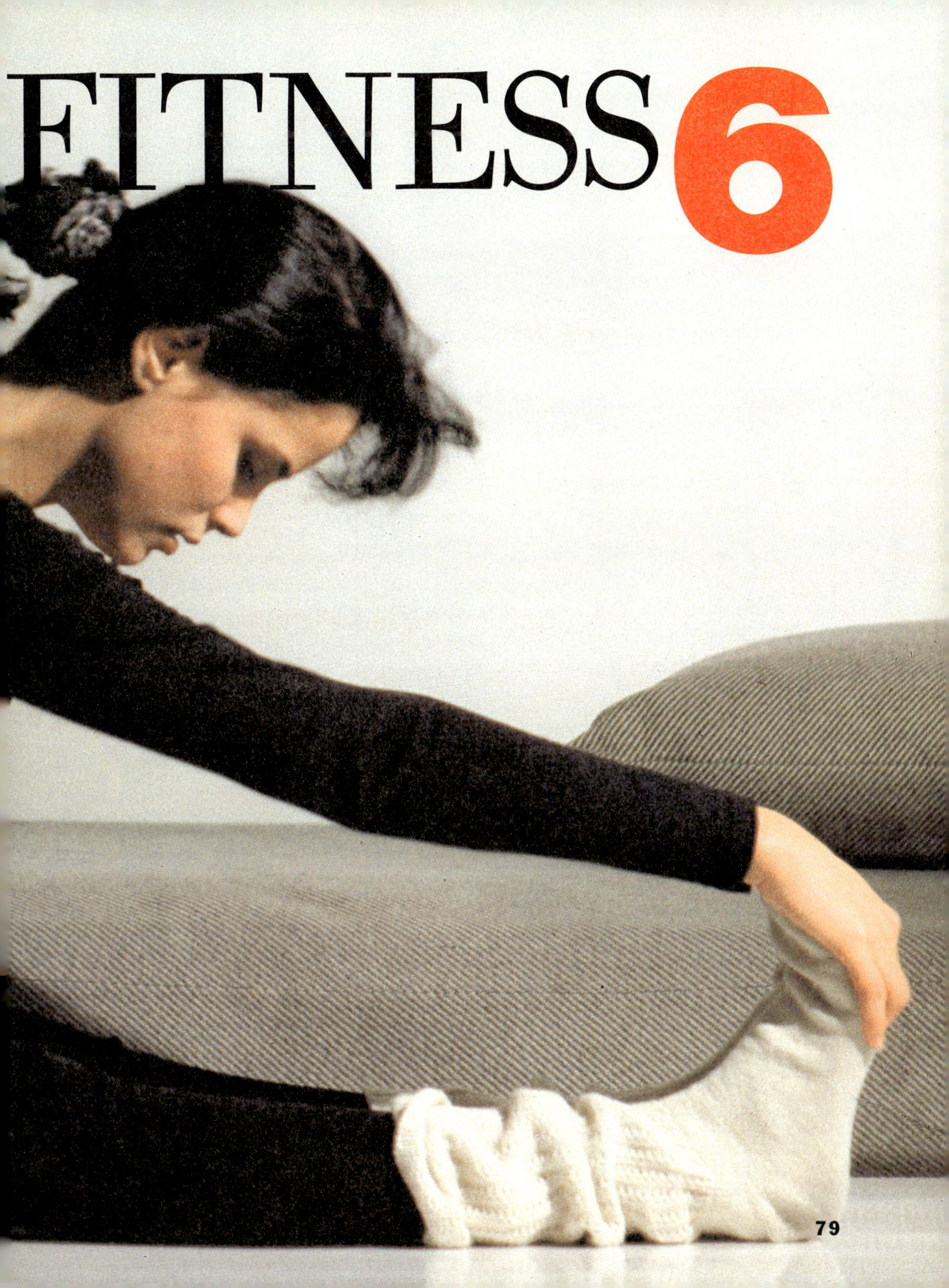

So kommen Sie *richtig* in *Form*

Wie gut Sie im Augenblick in Form sind, das können Sie mit den folgenden drei Übungen ganz schnell ausprobieren. Halten Sie dabei unbedingt die Reihenfolge ein, damit Sie sich keine Muskel- und Bänderzerrungen einhandeln.

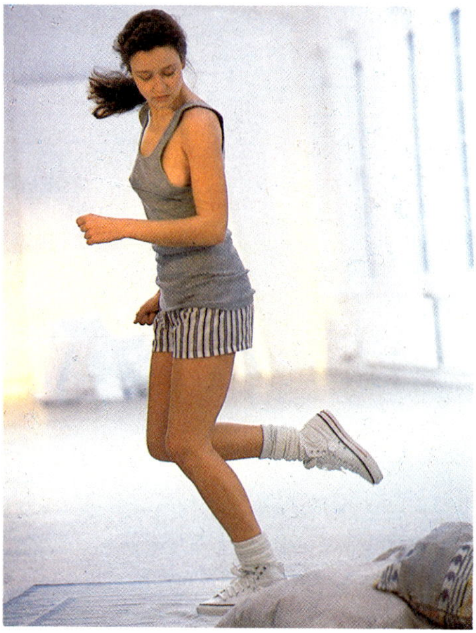

KONDITION: Laufen Sie 10 Minuten auf der Stelle. Fangen Sie langsam an, und steigern Sie das Tempo allmählich. Die Arme kräftig mitbewegen und die Füße gut abrollen. Ziehen Sie beim Laufen zwischendurch die Knie immer mal kräftig hoch. Ergebnis:

1. Sie haben vorzeitig abgebrochen, weil die Anstrengung zu groß war.
2. Sie haben gerade mit wildem Herzklopfen die 10 Minuten geschafft.
3. Sie könnten locker weiterlaufen.

KRAFT: Stellen Sie sich mit leicht gebeugten Knien ganz locker hin. Strecken Sie beide Arme in Schulterhöhe gerade nach vorn, ballen Sie die Fäuste, und halten Sie die Spannung. Bauch einziehen und den Bauch anspannen. Oberkörper geradehalten, nicht nach hinten lehnen. Jetzt ziehen

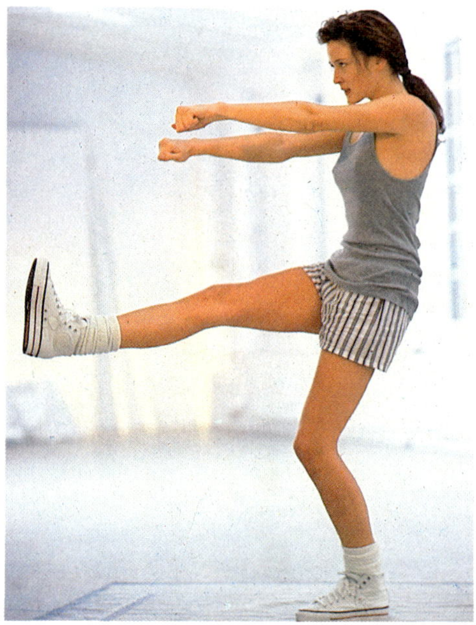

Sie eine Fußspitze an und heben dann das gestreckte Bein so weit wie möglich hoch. Wie weit können Sie in der Haltung zählen, ohne sich zu verkrampfen?
1. Sie geben bei 20 auf.
2. Sie kommen bis 50.
3. Sie können bis 100 zählen.

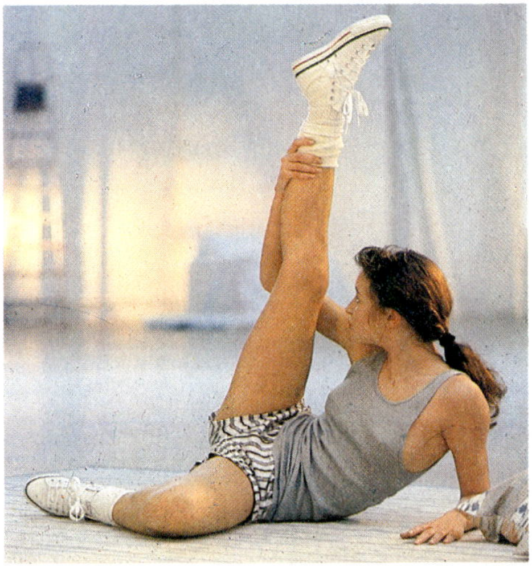

BEWEGLICHKEIT: Strecken Sie sich mal richtig: Legen Sie sich auf die Seite, und stützen Sie sich auf den Ellenbogen. Oberkörper aufrichten, Bauch einziehen. Jetzt winkeln Sie das untere Bein an, das andere Bein strecken Sie vorsichtig zur Decke. Dieses Bein fassen Sie nun an und ziehen es langsam zur Nase hin, das Knie dabei nicht beugen. Wie weit kommen Sie, ohne daß es weh tut?
1. Sie können das Bein zwar strecken, aber nicht an den Körper ziehen.
2. Das Knie berührt die Nasenspitze.
3. Sie haben das Knie ohne Anstrengung bis ans Ohr gezogen.

IHR TESTERGEBNIS: Haben Sie zwei- oder dreimal die 1 ankreuzen müssen? Sie wissen sicher selbst, daß Sie viel zuwenig für sich tun. Wie wär's, wenn Sie für den Anfang einmal pro Tag die Testübungen machten? Die Übungen für Kraft und Beweglichkeit werden dann mit beiden Beinen abwechselnd gemacht. Oder Sie planen die Ballett-Gymnastik (ab Seite 84) in Ihren Tagesablauf ein. Das genügt für den Anfang und kostet keinen Pfennig Geld.
Haben Sie zwei- oder dreimal die 2 oder je einmal die 1, 2 oder 3 angekreuzt? Ganz untrainiert sind Sie nicht. Aber schauen Sie sich das Testergebnis noch einmal genau an, um herauszufinden, wo es hapert. Fehlt es Ihnen an Kondition? Schwimmen, Radfahren, Tanzen, Aerobic, Rudern oder Jogging, auch Tennis und Squash oder Skilanglauf sind ideale Sportarten, um die Kondition zu stärken. Mehr Kraft bringen Ballett, Hantelübungen, Rubberband, isometrische Übungen, Reiten und Surfen etwa. Oder liegen Ihnen ein Training im Fitness-Studio, die japanischen Kampf-

sportarten oder Geräteturnen? Falls Ihnen Beweglichkeit fehlt: Gymnastik, Tanzen, Yoga, Tai-Chi und Jazzdance machen Muskeln und Bänder wieder elastisch.
Haben Sie zwei- oder dreimal die 3 angekreuzt? Wunderbar, Sie sind gut in Form! Sie trainieren sicher regelmäßig. Bleiben Sie dabei, denn der menschliche Körper ist noch fauler als der Geist: Er baut unverzüglich wieder ab, wenn ihm keine Leistung abgefordert wird. Das Älterwerden tut seinen Teil dazu!

FÜR KONDITION UND KREISLAUF: Wer regelmäßig Sport treibt – das heißt, wenigstens dreimal die Woche 20 Minuten – hält nicht nur seinen Körper fit. Er fühlt sich auch rundherum wohler in seiner Haut: Die Stimmung steigt, man ist gelassener und fröhlicher und hat einfach mehr Schwung. Das beste Training für Kondition und Kreislauf gibt's umsonst: Wandern, Joggen, Radfahren und Tanzen – als Ausdauersport allerdings, nicht als gelegentliches Vergnügen! Wandern bedeutet im sportlichen Sinn flottes Marschieren, fünf Kilometer pro Stunde sollten es schon sein für den Anfang. (Geübte Walker schaffen sechs bis neun Kilometer.) Joggen für Anfänger heißt: Immer wieder Gehpausen einlegen. Fünf Minuten laufen, fünf Minuten gehen. Die Joggingphase wird dann immer weiter ausgedehnt, bis Sie mühelos 20 Minuten laufen. Radfahren trainiert die Muskulatur der Oberschenkel, des Bauchs, des Beckens, der Arme, der Unterschenkel und der Füße und außerdem den Gleichgewichtssinn. Die Gelenke werden weniger belastet als beim Joggen. Fangen Sie gemächlich an. Bei regelmäßigem Training werden die Radtouren ohnehin von allein länger – aus Spaß an der Freud. Tanzen als Sport wird immer unterschätzt. Nach vier heißen Platten wild tanzen, das ersetzt glatt zehn Minuten Joggen. Und gleichzeitig wird auch noch die Koordination, die Geschicklichkeit, trainiert. Für alle, die lieber in ihren eigenen vier Wände bleiben, gibt es ein Spezialtraining für zu Hause: Rebounding. Zu deutsch: Zurückfedern. Das schaffen Sie auf einem Minitrampolin (etwas 100 Mark), das einen Meter Durchmesser hat und nur 20 Zentimeter hoch ist. Darauf wird der Körper beim Springen zwischen dreifacher Erdanziehung und Schwerelosigkeit trainiert. Herz- und Lungentätigkeit werden angeregt, Kreislauf und Muskeltonus werden trainiert – ohne daß die Gelenke strapaziert werden.

Gegen Verspannungen:

Meistens ist es der Nacken- und Schulterbereich, der schmerzt. Das ist kein Wunder, denn beinahe jeder sitzt stundenlang gebeugt über irgend etwas: der Schulbank, dem Schreibtisch, einer Handarbeit. Wenn wir endlich einmal gehen, hängt die Schultertasche (oder leider auch der Rucksack) immer auf der gleichen Seite, und diese Schulter wird dann unwillkürlich hochgezogen. Und beim Radeln? Beim Autofahren? Machen Sie sich einmal bewußt, wie oft Sie die Schultern hochziehen, ohne es zu merken.

Es ist nicht einfach, Schmerzen im Nacken- und Schulterbereich zu beseitigen, wenn sie erst einmal da sind. Denn dann müssen verspannte Muskeln gelockert, verkürzte Muskeln gedehnt und geschwächte Muskeln gekräftigt werden. Die nachfolgenden Übungen helfen, wenn sie zweimal pro Tag gemacht werden, jeweils vier- bis fünfmal. Atmen Sie dabei ruhig ein und aus. Nicht die Luft anhalten. Sehr hilfreich ist es, anfangs vor einem Spiegel beim Üben die Haltung zu kontrollieren – vor allem, daß die Schultern unten bleiben!

Zur Kräftigung: Setzen Sie sich ganz gerade auf einen Hocker oder einen Stuhl. Die Beine werden im rechten Winkel fest auf den Boden gesetzt. Spannen Sie die Bauch- und Pomuskeln an, dadurch vermeiden Sie ein Hohlkreuz. Kreuzen Sie nun die Hände auf dem Hinterkopf, da, wo die Wölbung ist. Nun wird vorsichtig und kontinuierlich mit den Händen nach vorn, mit dem Kopf nach hinten gedrückt. Danach legen Sie die gekreuzten Hände auf die Stirn und drücken wieder fest mit den Händen nach hinten, mit dem Kopf nach vorn.

Zur Dehnung: Bewegen Sie langsam das rechte Ohr zur rechten Schulter. Achten Sie dabei darauf, daß Sie wirklich nur den Kopf und nicht den Oberkörper bewegen (den Kopf auch nicht nach hinten neigen)! Legen Sie nun die rechte Hand über den Körper hinweg auf das linke Ohr, und drücken Sie beim Ausatmen die linke Schulter nach unten. Bleiben Sie etwa 15 Sekunden in dieser Position, und atmen Sie dabei ruhig weiter. Gehen Sie langsam in die Ausgangsposition (geradesitzen) zurück, und üben Sie dann mit der anderen Seite.

Zur Entspannung: Zwischen der Kräftigungs- und der Dehnungsübung und zum Abschluß sollten Sie zur Lockerung die Schultern kreisen lassen, nach vorn und nach hinten. Ziehen Sie fünfmal die Schultern hoch bis zu den Ohren, und lassen Sie sie dann ganz locker wieder fallen. Dabei geradesitzen und nur die Schultern bewegen.

Wichtig: Wenn die Schmerzen anhalten, sollten Sie sich beim Orthopäden anmelden!

Ballettübungen statt Gymnastik

Ein wenig vom „traumhaften Körpergefühl" einer Tänzerin können Sie sich mit dieser Ballettstunde zu Hause antrainieren. Ganz nebenbei werden dabei auch Kraft und Kondition aufgebaut. Für diese klassischen Ballettübungen brauchen Sie einen Stuhl mit hoher Lehne, der ersetzt die Ballettstange (ein Tisch ist zu niedrig, die Stuhllehne sollte etwa bis zur Hüfte reichen). Um die Haltung zu kontrollieren, ist ein Spiegel nötig, in dem Sie sich von Kopf bis Fuß sehen. Ballett- oder Gymnastikschuhe müssen eine weiche Sohle haben, sonst üben Sie lieber barfuß. Zu den Ballettübungen gehört ruhige Musik, am besten klassische Ballettmusik, nach der Sie langsam 1-2-3-4 zählen können.

GRUNDPOSITION Damit beginnt und endet Ihre Ballettstunde. Stellen Sie sich mit einer Schulter zum Spiegel. Die Fersen berühren sich, die Fußspitzen zeigen nach außen. Die Beine strecken sich, der Po wird angespannt, der Bauch angezogen. Nehmen Sie die Schultern zurück, und senken Sie sie. Den Kopf halten Sie ganz gerade. So einfach das klingt: Schon bei der richtigen Haltung wird der ganze Körper angespannt und gestrafft. Wer das häufig trainiert, bekommt eine bessere Haltung und stärkt alle Muskelgruppen. Bleiben Sie sechs Atemzüge in der Grundposition – dann entspannen Sie sich total. Das Ganze wird zehnmal wiederholt.

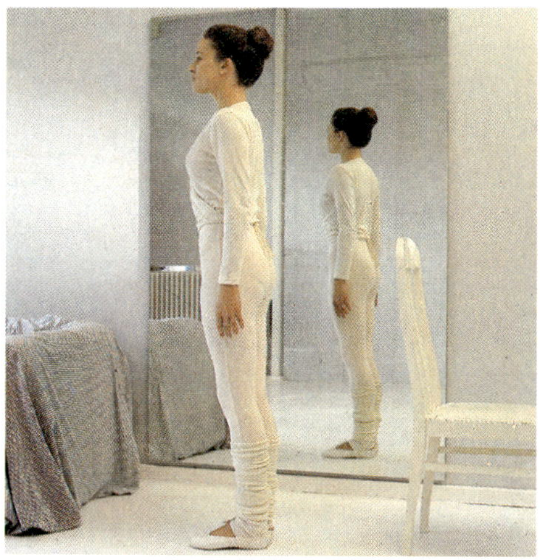

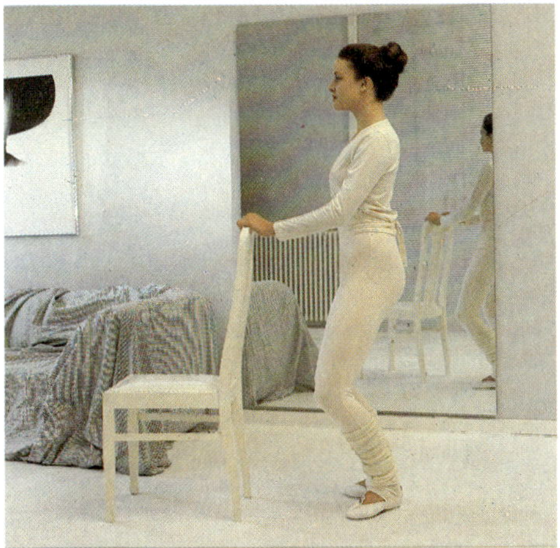

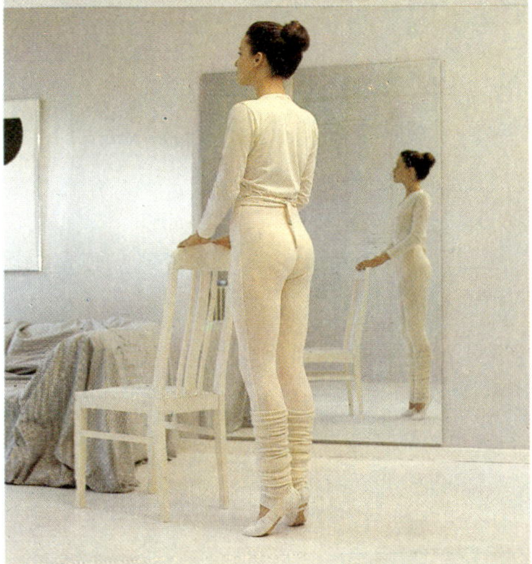

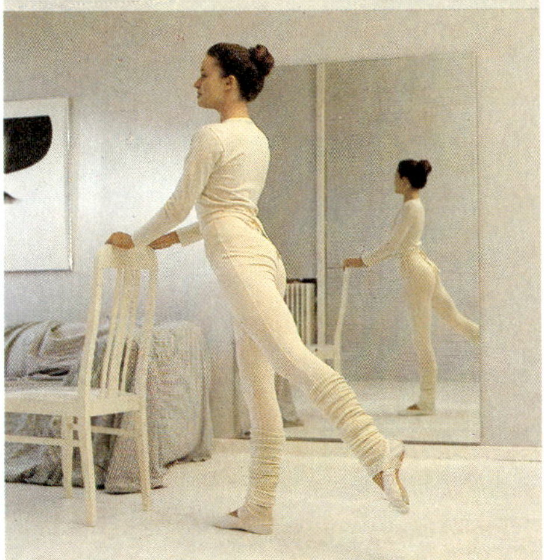

DEMI-PLIÉ (HALBE KNIEBEUGE) Legen Sie beide Hände auf die Stuhllehne, und nehmen Sie die Grundposition ein. Jetzt machen Sie eine Kniebeuge, so tief, daß die Fersen noch auf dem Boden bleiben. Zählen Sie langsam bis vier, bevor Sie wieder nach oben in die Grundposition gehen. Zehnmal üben. Das strafft Oberschenkel und Po.

RELEVÉ (HEBEN) Nehmen Sie die Grundposition ein, und halten Sie sich an der Stuhllehne fest. Stellen Sie sich dann auf die Fußspitzen mit gestreckten Beinen. Bis vier zählen, runtergehen und die Grundposition wieder einnehmen. Wenn Sie das zehnmal geübt haben, schütteln Sie die Beine kräftig aus. So werden die Fußgelenke gestärkt.

BATTEMENT (AUSSCHLAGEN) Auch diese Übung fängt mit der Grundposition an. Strecken Sie ein Bein so weit nach hinten, daß der große Zeh gerade noch den Boden berührt. Nun heben Sie das Bein an, so weit wie möglich, aber ohne dabei die Hüften zu verdrehen. Zählen Sie langsam bis vier, tippen Sie dann mit der Fußspitze auf den Boden, und heben Sie wieder das Bein an – zehnmal. Dann wird mit dem anderen Bein geübt. Das kräftigt Po und Oberschenkel.

PORTS DE BRAS (ARMFÜHRUNG) Grundposition. Dann nehmen Sie die Arme so vor den Bauch, als ob Sie einen Wasserball halten wollten. Langsam bis vier zählen, dann die angewinkelten Arme weit über den Kopf führen und wieder bis vier zählen. Die Schultern dabei nicht nach oben ziehen. Jetzt breiten Sie die Arme langsam so aus, daß sie eine gerade Linie bilden. Bis vier zählen, die Arme kräftig ausschütteln und alles zehnmal wiederholen. Diese Übung ist ideal für einen geraden Rükken und festigt die Armmuskeln.

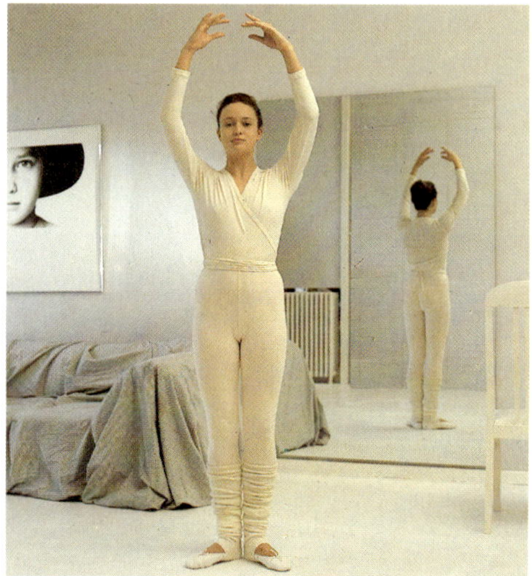

PENCHÉS (VERNEIGUNGEN) Grundposition. Breiten Sie die Arme in Höhe der Schultern aus. Beugen Sie nun den Oberkörper mit geradem Rücken nach vorn, zählen Sie dann bis vier. Jetzt neigen Sie sich langsam, aber nur mit rundem Rücken, nach unten, bis die Fingerspitzen den Boden berühren. Bis vier zählen, langsam den Oberkörper wieder in die Waagerechte bringen, die Arme ausbreiten. Bis vier zählen, zurück in die Grundposition gehen. Zehnmal üben – ohne Streß. (Falls Sie Mühe haben, mit den Fingerspitzen bis zum Fußboden zu kommen – dann eben nicht! Wippen oder federn Sie nicht nach.) Diese Übung stärkt die Bauchmuskeln und verbessert die Haltung.

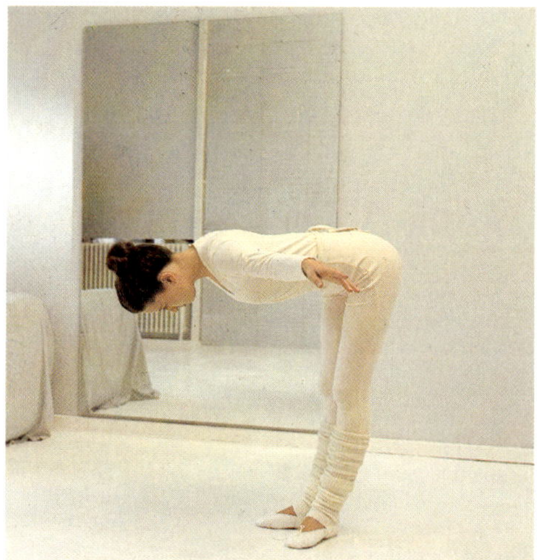

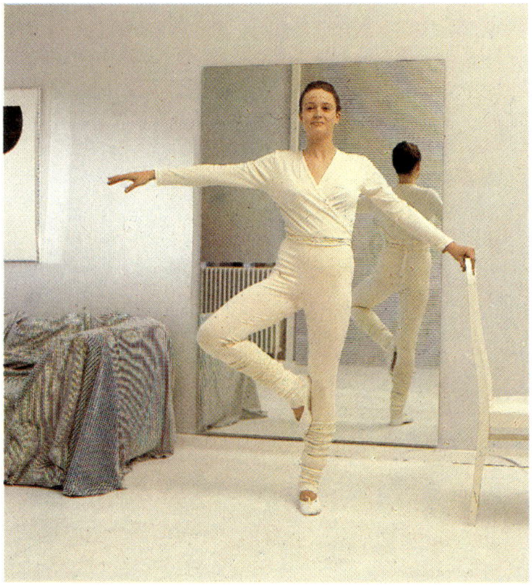

DÉVELOPPÉ (ENTWICKLUNG) Stützen Sie sich mit einer Hand auf der Stuhllehne ab, gehen Sie in die Grundposition, und heben Sie den anderen Arm waagerecht an. Jetzt das Knie auf der Seite des gestreckten Arms etwas anwinkeln, nach außen drehen und die Fußspitze am Standbein entlang bis zum Knie gleiten lassen. Zählen Sie dabei bis vier. Jetzt strecken Sie das angewinkelte Bein zur Seite und zählen wieder bis vier. Ziehen Sie dann die Fußspitze wieder zurück zum Knie des Standbeins, und lassen Sie sie dabei - bis vier zählend – an der Wade heruntergleiten. Üben Sie fünfmal mit jedem Bein – das macht die Taille schlanker und kräftigt die Oberschenkel.

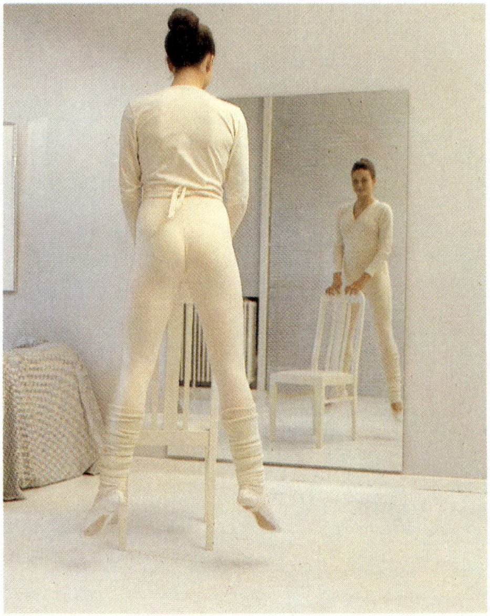

SOUBRESAUTS (SPRÜNGE) Grundposition. Legen Sie dann beide Hände auf die Stuhllehne. Gehen Sie nun in die halbe Kniebeuge, und springen Sie hoch. Die Landung wird um so weicher, je mehr Sie in den Knien nachgeben. Beim Springen werden die Füße in der Luft gestreckt, am Boden aber ganz aufgesetzt. Auch diese Übung wird zehnmal wiederholt. Sie bringt Kraft und Kondition und kräftigt die Fußgelenke.

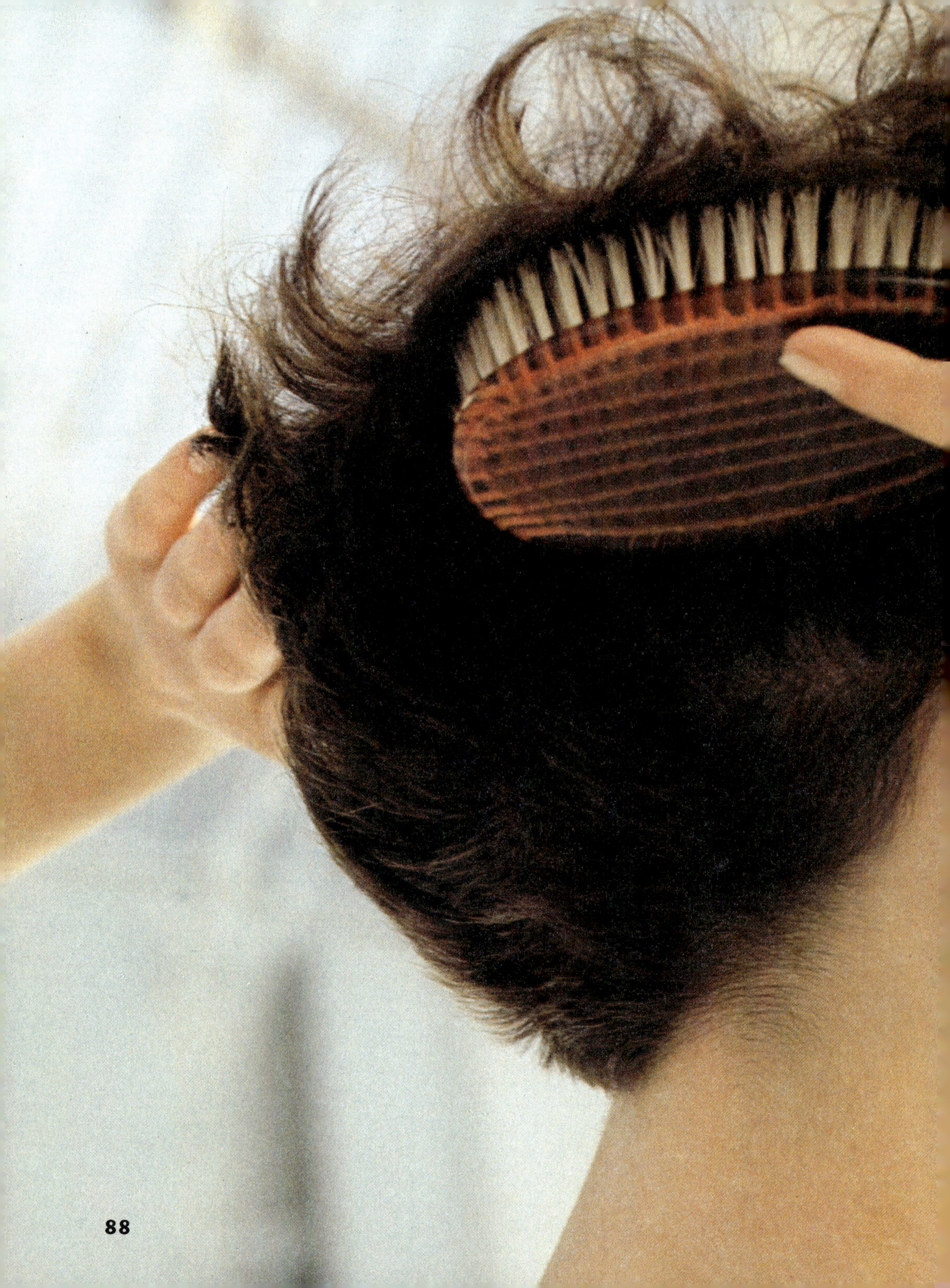

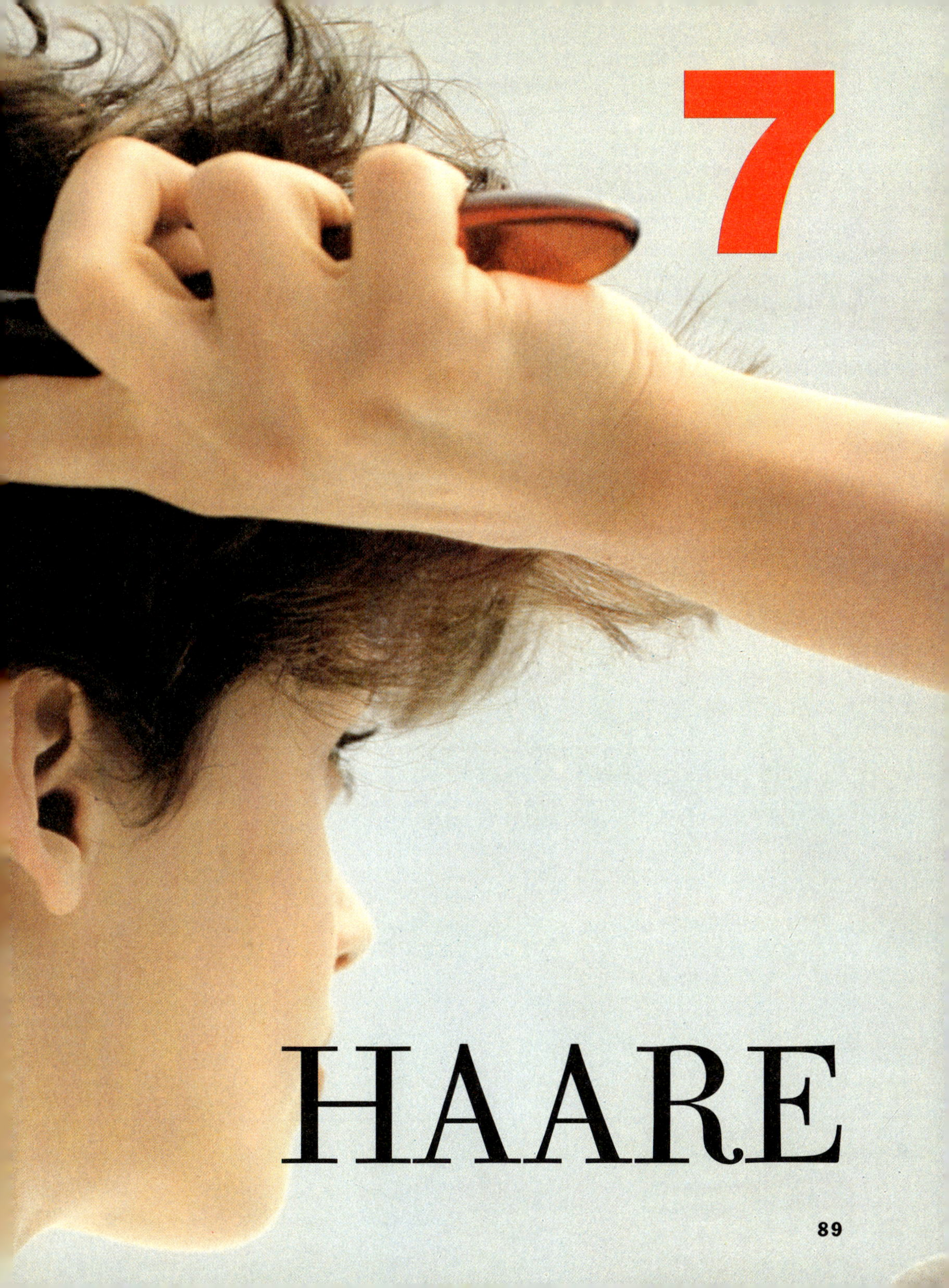

7

HAARE

Alles Gute fürs Haar: *Shampoo und Co.*

Ob Ihr Haar glatt ist oder kraus, dick oder dünn, blond oder braun – das alles ist Sache der Vererbung. Und lebendig ist das Haar nur dort, wo es produziert wird: unter der Haut. Da ist das sprießende Haar auch gut versorgt. Ernährt wird es über die Blutgefäße und durch das Fett aus den Talgdrüsen. Beim gesunden Haar ist der Haarschaft, der aus schuppenförmig angeordneten Hornzellen besteht (stellen Sie ihn sich ähnlich wie einen Tannenzapfen vor), mit einem Protein-Lipid-Film überzogen. Sinn der meisten Haarpflegeprodukte ist es, diesen Film zu stärken oder zu ersetzen. Das ist auch dringend nötig, wenn die Haare chemisch (durch Dauerwelle oder Farbe) oder mechanisch (durch falsche Kämme, zuviel Hitze) strapaziert werden. Dann spreizen sich die Hornzellen ab. Die Haare werden porös, stumpf und glanzlos.

Jedes einzelne Haar hat seinen eigenen Wachstumszyklus. Alles in allem wird es etwa sieben Jahre alt, bis es ausfällt. Es durchläuft dabei zunächst eine Wachstumsphase, dann eine Ruhepause. Pro Monat kann ein Haar nicht mehr als ein bis zwei Zentimeter zulegen. Das bedeutet aber, daß alle unsere Haare insgesamt ungefähr 30 Meter pro Tag wachsen! Im Sommer wachsen die Haare übrigens etwas schneller als im Winter.

Wenn Sie täglich bis zu hundert Haare verlieren, ist das ganz normal. Sie sollten zum Arzt gehen, wenn es mehr werden. Eisen- und Eiweißmangel, Funktionsstörungen der Leber oder der Schilddrüse, aber auch zuviel Vitamin A können die Ursache dafür sein.

HAARPFLEGE: Sie fängt beim Shampoo an und hört bei der Kur auf. Auch hier gilt: Weniger ist oft mehr. Wenn wir pausenlos Spülungen und Kuren in die Haare geben, dazu noch Spray, Gel oder Schaum, können wir das Gegenteil von dem erleben, was wir erwarten: Die Haare sind völlig überpflegt, sie hängen sanft- und kraftlos herunter. Vor allem feines Haar reagiert auf zuviel Pflege negativ!

SHAMPOOS: Je weniger Shampoo Sie nehmen, um so mehr tun Sie für die Pflege Ihres Haares: Denn die Schaummacher sind's, die Kopfhaut und Haare austrocknen. Ein Klecks in der Größe eines Fünfmarkstücks genügt. Oder verdünnen Sie das Shampoo mit Wasser. Wer sehr empfindliche Kopfhaut hat, benutzt am besten ein Babyshampoo. Besonders mild sind auch die Shampoos, die für die tägliche Haarwäsche bestimmt sind. Shampoos für fettige Haare regulieren die Talgdrüsenproduktion etwas, Schuppenshampoos enthalten hornlösende und keimtötende Substanzen. Wenn Sie eins von beiden benutzen: Waschen Sie die Haare ein ums andere Mal mit normalem Shampoo, das genügt völlig. Neu sind Shampoos, die gleichzeitig eine Spülung enthalten. Wer auch eine Spülung benutzen will, spart so also einen Arbeitsgang beim Haarewaschen. Solche Kombi-Shampoos werden für normales, strapaziertes, feines und trockenes Haar angeboten. Erwarten Sie nicht zuviel von Spezialshampoos für dauergewelltes oder gefärbtes Haar – sie bleiben beim Waschen viel zu kurz auf den Haaren, um große Effekte erzielen zu können.

RICHTIG WASCHEN: Shampoos gehören auf die Haaransätze und nicht auf die Kopfhaut! Was an Schaum und Wasser runterläuft, reicht dann auch zur Reinigung der Spitzen bei langen Haaren. Wenn Sie Ihre Haare täglich waschen, genügt es, sie einmal einzuschäumen. Nach der Wäsche wickeln Sie die Haare in ein Handtuch ein – rubbeln und zerren tut ihnen nicht gut. Wenn die Haare nur noch feucht sind, kämmen Sie sie mit einem weitzinkigen Kamm durch. Bei langen Haaren mit dem Entwirren unten an den Spitzen anfangen und sich langsam nach oben arbeiten – Strähne für Strähne. Am besten tut's den Haaren, wenn sie an der Luft trocknen können. Wer ohne Fön nicht auskommt, sollte ihn nur lauwarm einstellen und 20 Zentimeter Abstand halten, damit die Kopfhaut nicht austrocknet und schuppt.

SPÜLUNGEN: Chemisch gesehen sind das verdünnte Haarkuren. Sie sollen die Schuppenschicht, die beim Waschen aufgequollen ist, wieder glätten und die Haare geschmeidiger und kämmbarer machen. Spülungen für feines Haar geben mehr Volumen, rauhen die Haare aber auch etwas auf. Suchen Sie eine Spülung aus, die speziell für den Zustand Ihrer Haare (fein oder strapaziert, spröde oder glanzlos) gedacht ist. Verwenden Sie nur dann eine Spülung, wenn Sie das Gefühl haben, daß es nötig ist. Das ist bestimmt nicht nach jeder Wäsche der Fall!

KUREN UND AMPULLEN: Nur poröses Haar hat sie nötig. Denn wer ständig wellt, färbt oder fönt, braucht sich über gespaltene Spitzen und glanzloses Haar nicht zu wundern! Auch die Sonne macht die Haare porös, sie wirkt wie ein chemischer Aufheller. Haarkuren überziehen jedes einzelne Haar mit einem unsichtbaren Schutzfilm, der überwiegend aus Kunstharzen und Zelluloseverbindungen besteht. Die Pflegesubstanzen – Lanolin und Lecithin (siehe Seite 158) zum Beispiel – dringen in die aufgerauhten Stellen ein und füllen sie aus. Dadurch fühlen sich die Haare sofort weicher an und glänzen mehr – ein vorwiegend optischer Effekt. Eine dauerhafte Reparatur der geschädigten Haare ist so nicht zu erreichen. Bei der nächsten Wäsche werden die Pflegesubstanzen nämlich zum großen Teil wieder ausgespült – und die nächste Kur ist fällig. Jede Haarkur wirkt am besten, wenn man sie lange einziehen läßt (mindestens 15 Minuten) und die Haare während dieser Zeit warm verpackt: Wickeln Sie ein heißes nasses Handtuch um Ihren Kopf. Die Kur muß anschließend gründlich ausgespült werden. Wenn Reste im Haar bleiben, hält keine Frisur, und die Haare kleben zusammen. Versuchen Sie auch bei Haarkuren, mit einer möglichst kleinen Menge des Produkts auszukommen . Sie genügt meistens für den gewünschten Effekt.

UMWELTSCHUTZ: Leider können wir nicht kontrollieren, inwieweit Inhalt und Verpackung biologisch abbaubar sind. Immerhin: Es gibt Firmen, die ihre Produkte (nicht nur Haarspray) in Nachfüllpackungen anbieten oder in Flaschen, die zu Kompost zerfallen.

FESTIGER, dazu gehören auch Fönlotionen, überziehen das Haar mit einem elastischen Film. Der gibt Halt und Fülle und schützt vor der heißen Luft des Föns. Mit Sprüh- oder Schaumfestiger können Sie schon bei einer leichten Naturkrause ganz natürliche Locken ins feuchte oder trockene Haar kneten. Oder einzelne Strähnen wieder in Ordnung bringen, wenn die Frisur nicht mehr sitzt. Farbfestiger machen die Haarfarbe etwas dunkler oder röter. Auch Haargels sind Festiger. Sie lassen sich mehr oder weniger gut wieder ausbürsten. Das gilt allerdings nicht für Wet-Gels (mit oder ohne Fett), die das Haar klitschnaß aussehen lassen.

FRISIERCREMES sind reich an pflegenden Ölen. Trockenes und störrisches Haar wird damit geschmeidiger. Naturkrause kringelt sich schöner. Die Cremes werden für alle Frisuren benutzt, die gewollt strähnig und fettig aussehen sollen. Zu den Frisiercremes gehört auch Haarwachs.

HAARSPRAY UND HAARLACK gibt es in den verschiedensten Härtegraden. Sie können Fett zur Pflege enthalten, aber auch Zutaten, die dem Haar Fett entziehen. Die Sprühflaschen enthalten zwar heute in der Regel kein FCKW mehr. Aber auch die Ersatztreibgase sind in puncto Umwelt nicht ganz unproblematisch. Haarspray wird auch in Pumpflaschen angeboten, aber kaum gekauft. Dabei sprühen die ganz neuen genauso fein wie die Treibgasflaschen und werden sogar mit Nachfüllpackungen angeboten.

HAARKUR VON INNEN: Wer sich vollwertig ernährt, tut schon einiges dafür, daß die Haare erst mal gesund aus der Kopfhaut wachsen. Auch spezielle Pillen, Kieselerde oder Bierhefe (Reformhaus) können das Haar von innen heraus unterstützen. Haben Sie Geduld! Sichtbare Ergebnisse sind erst zu erwarten, wenn Sie Pillen oder Pulver ein halbes Jahr lang eingenommen haben.

Warum die Frisur so oft *nicht* sitzt

Niemand – von Krankheitsfällen mal abgesehen – hat so schreckliche Haare, daß sich nichts draus machen läßt. Wenn Sie unzufrieden sind, machen Sie etwas falsch. Hier die sechs Gründe, warum die Haare nicht sitzen (können).

UNREALISTISCHE TRÄUME: Schauen Sie sich einmal ganz genau im Spiegel an, und machen Sie Bestandsaufnahme. Feines Haar? Träumen Sie lieber nicht von einer Wallemähne, wenn Sie von Natur aus weiches, feines Haar haben. Aber ist Ihnen schon aufgefallen, welchen tollen Glanz Ihre Haare haben? Es ist auch keine Lösung, wenn Sie Ihre dicken, naturkrausen Haare jeden Tag mit dem Lockenstab glattziehen oder sie beim Friseur entkrausen lassen. Im Dauergebrauch bricht der Lockenstab die Haarspitzen ab, das entkrauste Haar wird störrisch und struppig. Wenn die Haare sitzen sollen – und das ist der wichtigste Punkt von allen – darf man einfach nicht das Gegenteil von dem haben wollen, was die Natur einem zugeteilt hat.

DER FALSCHE FRISEUR: Egal, ob kurze oder lange Haare, dicke oder dünne, glatte oder naturkrause – ohne einen anständigen Haarschnitt sitzt keine Frisur. Das heißt, Sie brauchen zunächst einmal einen Friseur, der auf Ihre Wünsche und auf Ihre Haare eingeht. Helfen Sie ihm mit klaren Vorstellungen. Wenn Sie ihm sagen, wie Sie Ihr Haar zu Hause pflegen, wieviel Zeit Sie dafür aufbringen können, wie geschickt oder ungeschickt Sie im Einlegen oder Fönen sind, kann er Sie richtig beraten.

SCHLECHTE BERATER: Familie und Freunde wissen angeblich immer am besten, wie Sie auszusehen haben. Deshalb raufen sich die Friseure oft die Haare, weil sie nicht tun können, was sie tun müßten: langes dünnes Haar in einen schicken Kurzhaarschnitt verwandeln, glattes Haar auch glatt lassen und krauses kraus. Haarsträubende Ergebnisse sind auch dann zu verzeichnen, wenn's unbedingt die Frisur der Freundin sein muß, auch wenn Ihr Typ und Ihre Haarqualität nicht dazu passen.

ZUVIEL CHEMIE: Dauerwelle ist wunderbar – beim ersten Mal. Nach der dritten im halben Jahr hat die Chemie ihr Werk vollbracht: Das Haar ist stumpf, glanzlos und bricht ab. Lassen Sie sich viel Zeit zwischen den Dauerwellen. Mit Schaumfestiger können Sie herrliche Locken in die Dauerwellreste kneten, wenn Sie vor der Radikalkur, die Dauerwelle abzuschneiden, zurückschrecken. Genauso strapaziös wie zu viele Dauerwellen ist allzu häufiges Färben und Blondieren. Blondieren kann die Haare watteweich machen, da sitzt keine Frisur mehr. Lassen Sie sich, statt weiter zu blondieren, Strähnen in Ihrer Naturfarbe machen, dann kann das Haar unauffällig gesund nachwachsen. Besser ist es sowieso, nur ein paar Strähnen ins Deckhaar oder in den Ansatz machen zu lassen, um eine langweilige Haarfarbe aufzufrischen. Am schlimmsten für die Haare: Farbe und Dauerwelle gleichzeitig!

FALSCHE PFLEGE: Zu aggressive Shampoos, und die nicht richtig ausgespült – das macht das tollste Haar nicht mit. Spülungen, Kuren – das Angebot ist in der Tat überwältigend! Alles Ölige, Fetthaltige ist phantastisch für trockenes, sprödes, naturkrauses oder dauergewelltes Haar. Feinen oder dünnen Haaren tun Sie damit aber nichts Gutes. Spülungen, die weicher und frisierbarer machen, sind nur gut für dickes, trockenes oder krauses Haar. Alles andere fällt in sich zusammen – auch wenn sich's herrlich weich anfaßt.

FEHLER BEIM FÖNEN: Sehen Sie dem Friseur auf die Finger, wenn er Ihre Haare einlegt oder fönt. Er gibt Ihnen auch Tips, wie Sie Ihre Haare in den Griff kriegen können. Und werfen Sie den Fön nicht gleich in die Ecke, wenn's beim ersten Versuch nicht richtig klappt. Fönen Sie erst, wenn das Haar nur noch feucht ist, nicht mehr naß. Zuerst das Haar über den Kopf fönen (das heißt von hinten nach vorn mit vorgebeugtem Kopf), dann die unteren Haare und zuletzt die Deckhaare in Form bringen. Wenn Sie feines Haar haben: stark festigende Präparate erst ins Haar geben, wenn es fast trocken ist, sonst läßt es sich nicht mehr bändigen.

So bringen Sie Glanzloses wieder zum *Schimmern*

Eigentlich glänzt jedes Haar, vorausgesetzt, es ist gesund und frisch gewaschen. Einzige Ausnahme: Sehr krauses, auch naturkrauses Haar kann immer stumpf aussehen, weil das Licht nicht so reflektieren kann, daß die Haare schimmern. Gesundes Haar heißt: Die Schuppenschicht um den Haarschaft liegt geschlossen an. Und wenn Ihr Haar stumpf ist? Dann haben Sie zu viele Dauerwellen hintereinander machen lassen; dem Haar gleichzeitig Farbe und Dauerwelle zugemutet; mit Oxydationsfarben oder Blondierung gefärbt; die Haare mit falschen Kämmen und Bürsten aufgerauht; ausgedehnte Sonnenbäder ohne Schutz fürs Haar genommen; zu häufig mit Anti-Fett-Shampoo gewaschen; die Haare gegen den Strich gefönt.

HAARE RICHTIG WASCHEN: Babyshampoos sind ideal, um in normales Haar Glanz zu waschen. Für dauergewelltes Haar gibt es Spezial-Shampoos. Wer tönt oder färbt, kann mit Shampoos, die (für blondiertes Haar zum Beispiel) auf dem Markt sind, Schimmer ins Haar waschen. Spülen Sie die Haare nach jeder Wäsche gründlich aus, sonst haben Sie einen stumpfen Grauschleier im Haar. Auch glanzbringende Spülungen nützen nur, wenn sie gründlich ausgespült werden.

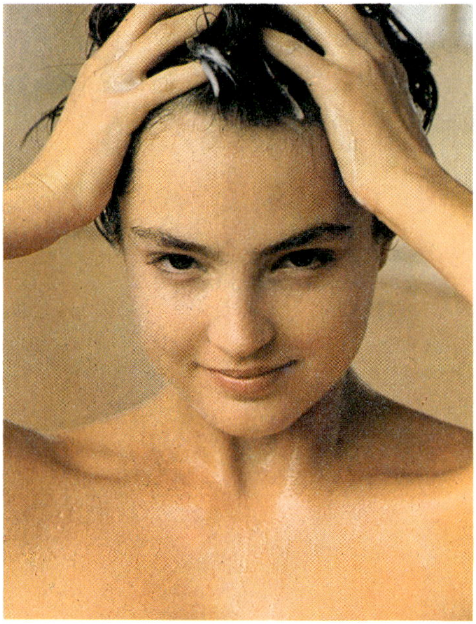

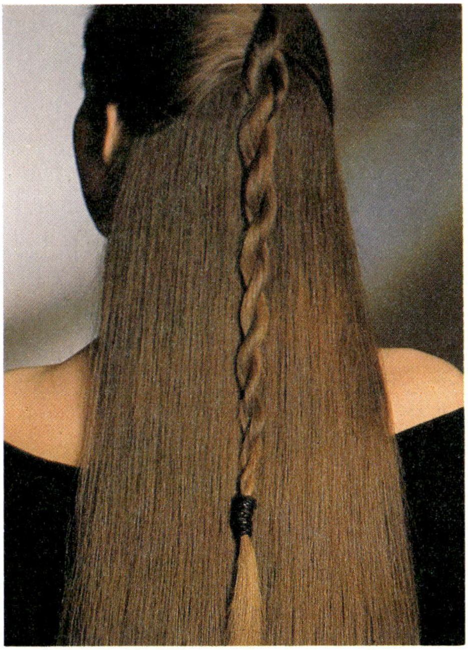

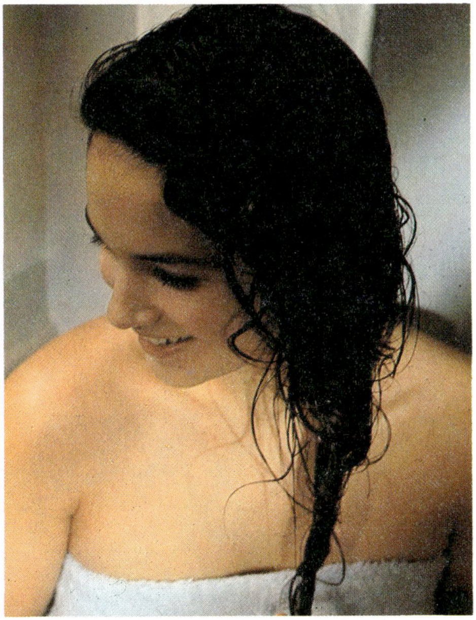

GLANZ ZUM SPRÜHEN: Glanzsprays festigen und pflegen die Haare durch Aufbaustoffe. Es gibt aber auch Sprays, die nur Glanz, keinen Stand ins Haar geben. Gehen Sie damit ganz sparsam um, sonst haben Sie statt glänzender Haare fettige Strähnen. Am besten sprühen Sie etwas davon auf die Handflächen und fahren dann über die Haare. Alle Haarsprays, nicht nur die Glanzsprays, sorgen bei glattem Haar dafür, daß sich die kurzen Sprießhaare anlegen, wenn Sie sofort mit der Hand über die eingesprühte Partie fahren. Auch dann sieht das Haar glänzender aus.

HAARKUREN HELFEN: Trockenes, aber auch dauergewelltes oder gefärbtes Haar wird geschmeidig durch Kuren, die Lecithin, Nerzöl, Weizenkeimöl oder Pferdemark enthalten. Vorsicht allerdings bei feinem Haar! Bei langem Haar sind oft nur die Spitzen glanzlos, weil brüchig. Wenn Sie sie nicht abschneiden wollen, verreiben Sie etwas Frisiercreme oder Klettwurzelöl nur in die Haarenden.

SCHIMMER DURCH HAARWACHS: Haarwachs ist aus verschiedenen Fetten zusammengesetzt und daher ein richtiges Pflegeprodukt. Auf lange Sicht pflegt es das Haar gesund. Lange bevor es bei uns ein Hit wurde, benutzten es farbige Frauen, um Glanz in ihr krauses Haar zu bringen. Haarwachs bringt aber nicht nur Locken, sondern auch glattes Haar zum Schimmern. Geben Sie die Fettcreme ganz dünn in die Handflächen, und verteilen Sie sie dann in den Haaren, nicht auf der Kopfhaut! Bei glattem, feinem Haar sollten Sie lieber nur vorsichtig über die Deckhaare streichen, wenn die Frisur nicht zusammenfallen soll.

FETT FÜR LOCKENKÖPFE: Nicht nur dauergewelltes, auch stark naturkrauses Haar sieht oft stumpf aus. Geben Sie den Haaren Fett. Das kann eine Frisiercreme, Haarwachs, Öl, aber auch eine ganz

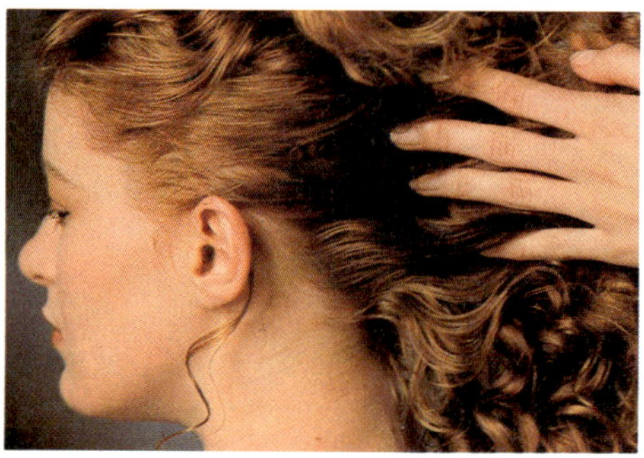

gewöhnliche Allzweckcreme für die Haut sein. Verreiben Sie einen Klecks davon in den Handflächen, und kneten Sie dann die Deckhaare durch. Wenn das Ergebnis Ihnen noch nicht gefällt, wiederholen Sie das Ganze. Das ist besser als gleich zuviel Fett ins Haar zu geben.

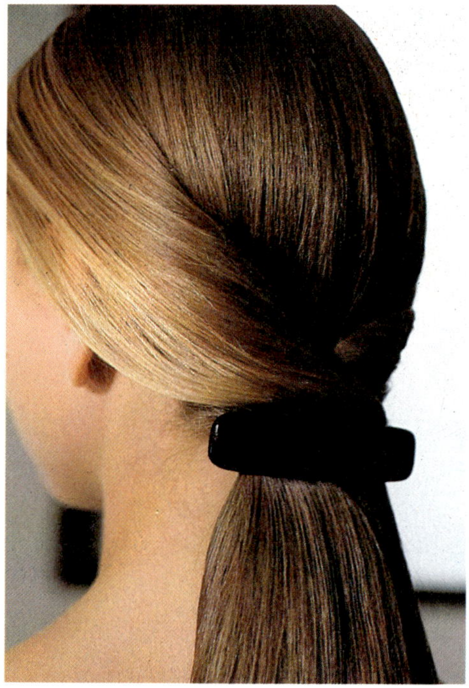

GLANZ DURCH FARBE: Tönungen umgeben jedes einzelne Haar mit einem Farb- oder Pflegefilm. Die Schuppenschicht bleibt geschlossen – und die Haare glänzen. Auch Farbfestiger und besonders Henna spülen Glanz ins Haar.

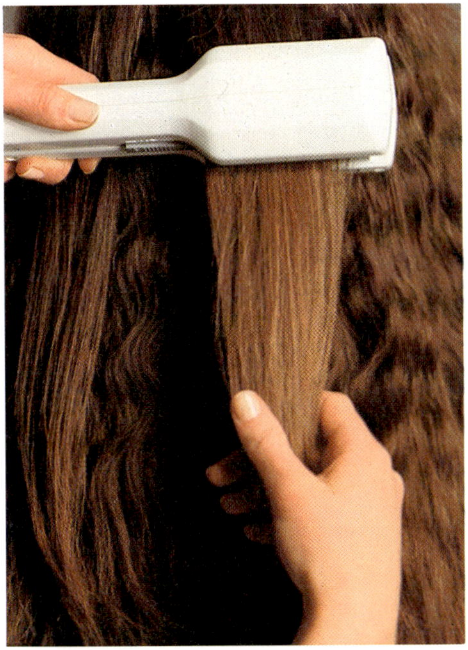

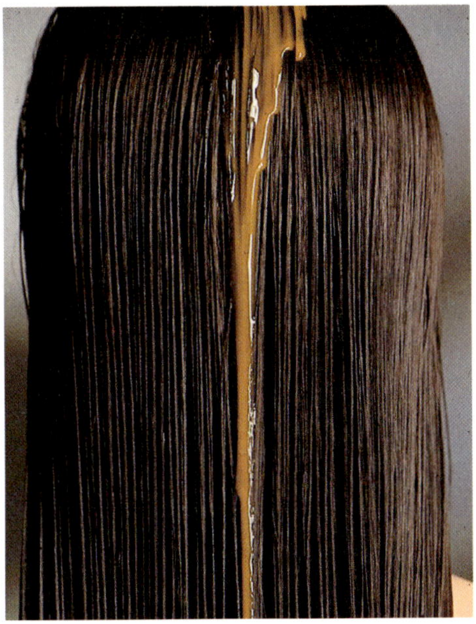

GLANZ AUF DIE SCHNELLE: Wenn Sie die Haare mit einem Glätt- oder Welleisen bearbeiten, pressen Sie geradezu Glanz ins Haar, weil die Schuppenschicht mit Druck geschlossen wird. Der Nachteil solcher Behandlung mit Sofortwirkung: Hitze schadet auf die Dauer, daher sollten Sie die Bügeleisen fürs Haar nicht allzuoft benutzen. Außerdem brechen bei regelmäßigem Pressen die Spitzen ab. Auch der Fön kann etwas für den Schimmer der Haare tun: Fönen Sie immer in Wuchsrichtung der Haare.

KUR AUS DER KÜCHE: Verrühren Sie ein Eigelb mit einem Eßlöffel Weizenkeimöl oder Mandelöl. Die Mischung wird für zwei Stunden aufs frisch gewaschene Haar aufgetragen – auch auf die Kopfhaut. Dann wird die Eikur mit Shampoo ausgewaschen. Oder schütten Sie nach der Wäsche eine kleine Flasche Bier über die Haare. Nicht ausspülen – Bier festigt gleichzeitig etwas. Auch gut: zwei Eßlöffel Zitronensaft oder Essig ins letzte Spülwasser geben.

Färben: Die *schönen* und die *schrillen* Töne

Der Experimentierlust steht nichts im Weg, was Haarfarben angeht. Theoretisch ist alles möglich: von Schwarz nach Hellblond, von Hellblond nach Schwarz zu wechseln, mit unzähligen Nuancen dazwischen.

FARBFESTIGER (flüssig oder als Schaum) macht Ihre Haarfarbe um einen halben bis zwei Töne dunkler oder rötlicher. Festiger verändern die Farbe am geringsten, und sie wirken nur bis zur nächsten Wäsche – es sei denn, Sie haben hellblondes Haar mit einem Rotton behandelt. Wenn Sie selbst tönen wollen: Kaufen Sie einen Schaum, der läßt sich besonders gleichmäßig verteilen.

TÖNUNGEN (Schaum, Gel oder Creme) überstehen höchstens acht Haarwäschen, dann muß neu getönt werden. Die Haare werden dabei bis zu vier Nuancen dunkler oder röter, aufhellen geht nicht. Das einzelne Haar wird nämlich mit einem Farbfilm umhüllt, der die eigene Haarfarbe durchschimmern läßt. Blonde oder graue Strähnen heben sich auch nach der Tönung deutlich von den anderen Haaren ab. Tönungen sind nicht geeignet für blondiertes, dauerhaft heller gefärbtes und stark ergrautes Haar. Wenn Sie eine neue Dauerwelle haben: Geben Sie den Haaren wenigstens eine Woche Zeit zur Erholung, bevor Sie die Tönung machen (lassen). Dauergewelltes und sehr helles Haar nimmt die Tönung übrigens schneller an. Falls Sie nur eine kleine Farbveränderung wollen, müssen Sie die Einwirkungszeit entsprechend verkürzen. Poröse Spitzen sollte man – zumindest bei Rottönen – vorher abschneiden lassen, damit die Haare nicht scheckig werden. Tönen ist so einfach wie Haarewaschen.

WENN SIE SELBER TÖNEN WOLLEN: Schaum, Gel oder Creme wird ins frisch gewaschene handtuchtrockene Haar gegeben und dann mit einem groben Kamm durchgekämmt. Nach der Einwirkungszeit (5 bis 30 Minuten) muß die Tönung mit etwas Wasser aufgeschäumt werden. Danach spülen Sie die Haare

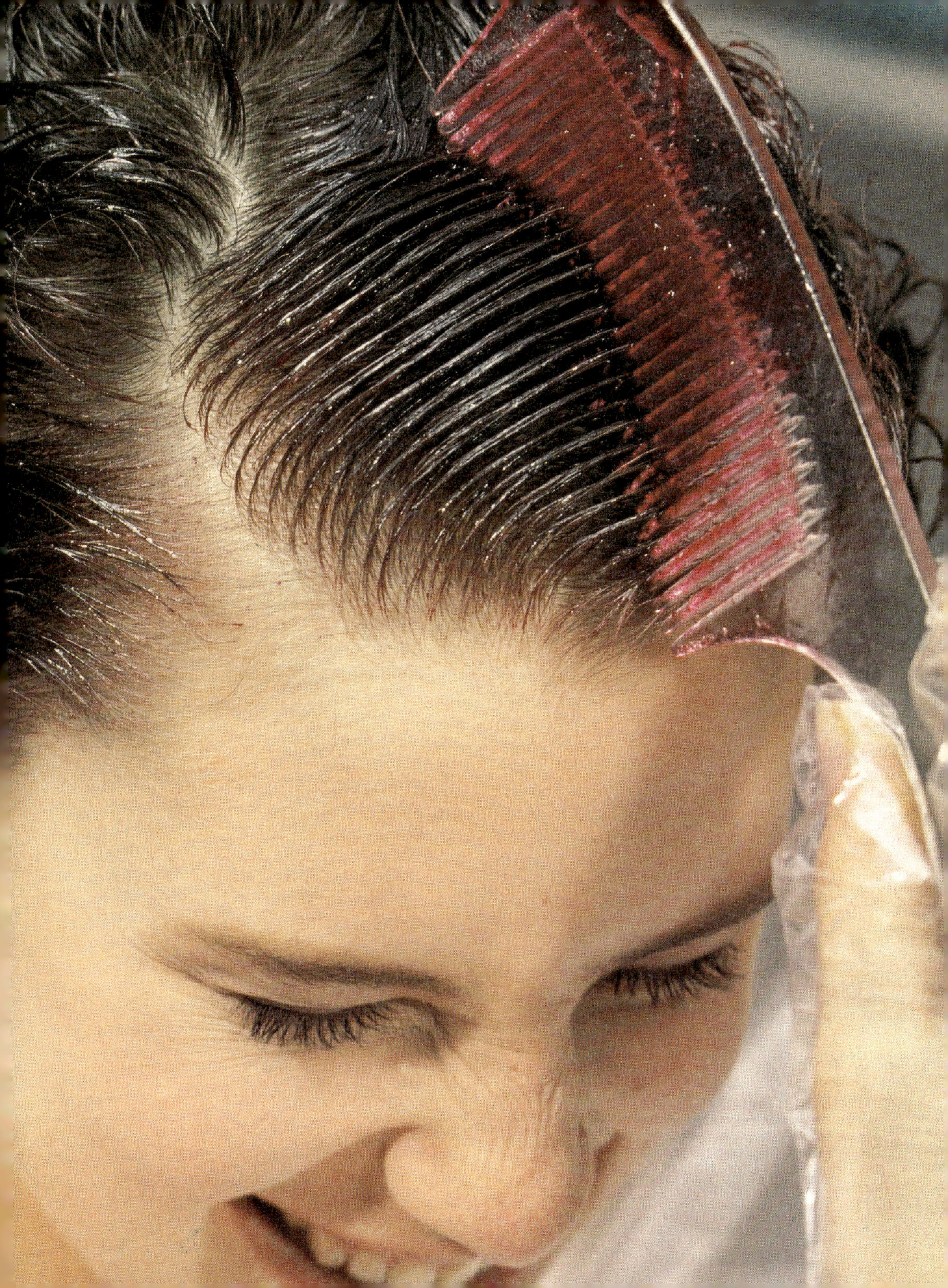

so lange, bis das Spülwasser klar ist. Verlieren Sie dabei nicht die Geduld, das dauert ziemlich lange: Wenn Tönungsreste im Haar bleiben, sieht es nach dem Trocknen stumpf und glanzlos aus – und das dürfte es eigentlich nicht, denn alle Tönungen enthalten bereits Pflegestoffe. Kur oder Spülung danach kann man sich sparen. Sind die Haare zu dunkel oder zu rot geworden, machen Sie eine Extra-Spülung, oder waschen Sie die Haare mit Shampoo, das nimmt etwas von der Farbe aus dem Haar. Noch ein Tip: Ausgangspunkt aller Tönungen ist die Naturhaarfarbe – und die schätzt fast jeder zu dunkel ein. Fragen Sie Ihren Friseur, welche Haarfarbe Sie haben, damit Sie zur richtigen Tönung greifen.

INTENSIVTÖNUNGEN, COLORATIONEN. Das sind die handelsüblichen Umschreibungen für Oxydationsfarben. Hier wird dauerhaft gefärbt, von Tönung kann keine Rede sein. Im Gegensatz zu Festigern und Schaumtönungen, die das Haar nur mit einem Farbfilm überziehen, zersetzen Oxydationsmittel durch Wasserstoffperoxid einen Teil der natürlichen Farbpigmente. Gleichzeitig werden wieder Farbgrundstoffe ins Haar eingeschleust, die sich durch Sauerstoff zur neuen Haarfarbe entwikkeln. Ein tiefgreifender chemischer Prozeß also, mit dem Sie aber jede erdenkliche Farbe erreichen können. Sind Oxydationsfarben erst mal im Haar, können sie nur rauswachsen oder chemisch wieder entfernt werden – mit einer neuen Oxydationsfarbe. Die größte Strapaze für die Haare ist das Blondieren. Wer so hellblond wie Marilyn werden will, muß das Färben dem Friseur überlassen. Er zieht erst die Naturfarbe aus dem Haar, dann färbt er den gewünschten Blondton ein. Es gibt zwar Aufheller, mit denen Sie auch zu Hause färben können, aber die hellen nur mittelblondes bis braunes Haar bis zu vier Nuancen auf. Blondierung und Oxydationsfarben rauhen das Haar auf. Es braucht daher Superpflege, um seinen Glanz und seine Sprungkraft wiederzukriegen. Außerdem muß spätestens alle zwei Monate der Ansatz nachgefärbt werden. Beides sollten Sie bedenken, wenn Sie wenig Zeit und Geld für die Pflege haben. Dauerwelle und Färben: Wenigstens 14 Tage sollten zwischen den beiden Prozeduren liegen. Bei feinem Haar ist es ohnehin besser, sich für eins von beiden zu entscheiden.

WENN SIE SELBER FÄRBEN WOLLEN: Machen Sie als erstes einen Allergietest, darauf weist auch jede Gebrauchsanweisung hin. Die sollten Sie besonders gründlich studieren. Wenn beim Selberfärben etwas schiefgeht, liegt es nämlich meist nicht an den Produkten. Ob Sie neu färben oder den Ansatz nachfärben – Sie müssen die Haare sorgfältig scheiteln, damit überall Farbe hinkommt. Gut wär's, wenn Ihnen dabei jemand helfen könnte. Nach dem Färben immer eine Haarkur oder Spülung benutzen (liegt bei), damit die aufgerauhte Schuppenschicht wieder gekittet wird. Bei langem und dichtem Haar, aber auch beim ersten Färben kommen Sie (je nach Produkt) nicht mit einer Packung aus!

STRÄHNCHEN müssen nicht immer blond sein. Der Friseur kann in eine langweilige Haarfarbe auch abgestufte Rot- oder Brauntöne einfärben. Das sieht natürlicher aus als eine einheitliche Färbung und schont das Haar mehr. Blonde Strähnchen können Sie auch zu Hause machen: Malen Sie zum Beispiel mit einem Pinsel dickere Strähnen nur um das Gesicht oder in die Deckhaare. Wenn Sie oft einen Pferdeschwanz oder hochgestecktes Haar tragen, machen Sie sich auch ein paar Strähnen in die Nackenhaare. Für viele feine, unauffällige Strähnchen, die das Haar insgesamt heller wirken lassen, ziehen Sie dünne Strähnen durch eine Plastikhaube. Beenden Sie das Strähnchenprogramm mit einer Spülung oder Kur, damit sich die Haare besser durchkämmen lassen.

PFLANZENFARBEN können das Haar nur um Nuancen dunkler oder heller färben. Blondieren oder extremes Färben ist mit ihnen nicht möglich. Denn Naturfarben umhüllen – wie Tönungen – das einzelne Haar nur mit einer transparenten Farbschicht. Allerdings: Naturfarben lassen sich nicht mehr herauswaschen. Grundsubstanz für die meisten Pflanzenfarben ist Henna – von farblos bis Dunkelrot. Es wird (vom Hersteller) mit Kaffee, Tee oder Rotwein, mit Indigoblau oder Kamille gemischt – je nach gewünschtem Farbton. Auch Walnußschalen und Rhabarberwurzel-Extrakt werden fürs Haarefärben benutzt. Farbmischungen gibt's in Reformhäusern und Bioläden und natürlich auch bei den Ökofriseuren. Dauerwelle und Pflanzenfarben? Das ist möglich, wenn zwischen beiden Vorgängen etwa vier Wochen Zeit liegt.

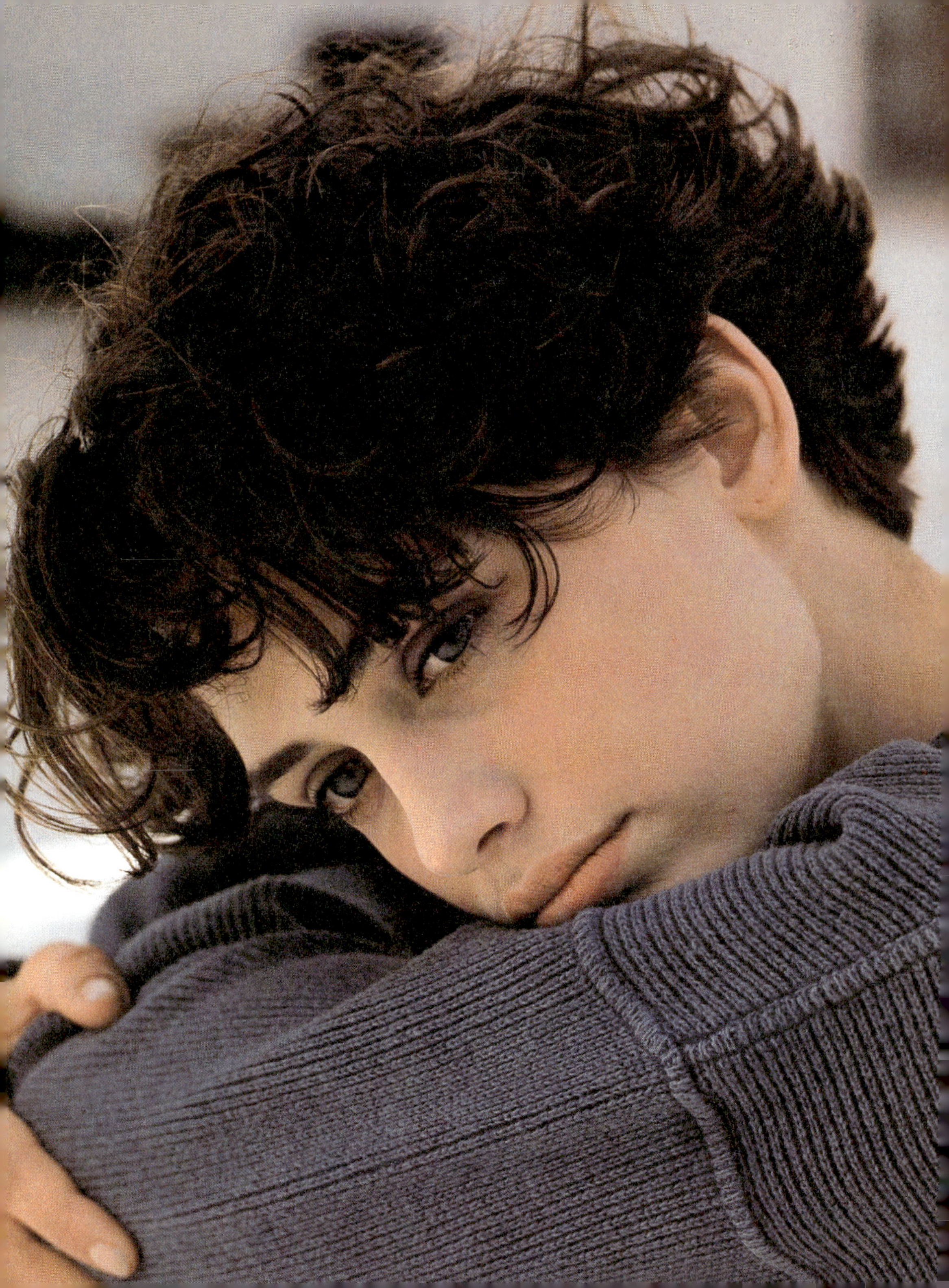

Wenn es *Locken* sein sollen: Dauerwelle

Locken oder Wellen, Stand und Fülle schaffen, krauses Haar glattziehen – das alles kann eine Dauerwelle. Schonend geht sie dabei allerdings nicht mit den Haaren um: Zuerst wird die Keratinschicht, die Grundsubstanz des Haares, mit einer speziellen Säure aufgeweicht, damit das Haar überhaupt eine neue Struktur bekommen kann. Anschließend sorgt Wasserstoffperoxid, ein Oxydationsmittel, dafür, daß die Dauerwelle auch im Haar bleibt. Das ist bei allen Dauerwellen gleich - nur mehr oder weniger aggressiv.

DIE ALKALISCHE WELLE: Weil ihr hoher pH-Wert die Haare ziemlich stark quellen läßt, ist sie eigentlich nur für gesundes und dickes Haar geeignet. Sie kommt flüssig, schaumig oder als Gel auf die Wickler. Erkennen können Sie die alkalische Dauerwelle am beißenden Ammoniak-Geruch, der die Augen tränen läßt und die Haut reizen kann. Die alkalische Welle liefert die kräftigsten und haltbarsten Locken.

SAURE WELLE: Sie wird bei problematischen (feinen, gefärbten zum Beispiel) Haaren verwendet. Ihr haar- und hautfreundlicher pH-Wert liegt zwischen 6 und 7. Sie kringelt nicht so stark, und die Locken verlieren schneller ihre Spannkraft – besonders bei längerem Haar.

ANSATZWELLE: Sie sorgt für mehr Stand in kurzem, halblangem oder stufig geschnittenem langem Haar. Die Strähnen werden so auf mittelgroße Wickler gedreht, daß die Spitzen nicht von der Dauerwellflüssigkeit berührt werden. Eine Ansatzwelle mit kleinen Wicklern kann eine rausgewachsene Dauerwelle auffrischen, die sich nur noch in den Spitzen kringelt. Eine ganz spezielle Ansatzwelle gibt Fönfrisuren (kurz oder halblang) für sechs bis acht Wochen mehr Volumen: Die Haare werden auf große Wickler gedreht, damit nur der Ansatz Stand kriegt.

DAUERWELLE ZUM SELBERMACHEN: Wenn Sie sich selbst eine Dauerwelle machen wollen, engagieren Sie eine Freundin als Hilfe. Hinten können Sie die Haare nur schwer so exakt aufdrehen, wie es nötig ist, damit die Haare auch anschließend sitzen. Bevor Sie loslegen: Nur gesundes Haar läßt sich problemlos dauerwellen. Haare, in denen noch Reste von Dauerwellen sind, gebleichte oder gefärbte Haare sind oft porös und saugen das Wellmittel viel zu schnell auf. Ein Laie kann kaum abschätzen, wie sich dadurch die Einwirkzeit verändert. Der Friseur weiß das. Auch langes Haar sollten Sie lieber vom Fachmann dauerwellen lassen.

Am einfachsten geht's zu Hause mit Schaumdauerwellen. Die tropfen nicht. Außerdem können Sie leicht erkennen, ob das Wellmittel überall aufgetragen wurde. Lesen Sie die Gebrauchsanweisung ganz genau durch, damit Sie Ablauf- und Einwirkzeit kennen. Auch wenn Sie ein Produkt schon einmal verwendet haben, sollten Sie kontrollieren, ob sich nichts geändert hat. Das gilt besonders für die Einwirkzeit, die nie überschritten werden sollte.

RICHTIG WICKELN: Je dicker der Wickler, um so größer die Locke. Wenn Sie Ihre Dauerwellen an der Luft trocknen lassen wollen, nehmen Sie fingerdicke Lockenwickler. Wenn Sie die Haare auf ganz dünne Wickler drehen, kriegen Sie eine richtige Krause. Die Wickeltechnik ist entscheidend dafür, ob die Dauerwelle hinterher auch gut sitzt: Teilen Sie im frischgewaschenen, handtuchtrockenen Haar dünne Haarsträhnen (maximal so dick wie der Durchmesser des Wicklers) mit einem Stielkamm ab. Die einzelnen Strähnen dürfen auch nicht breiter sein als der schmale, mittlere Teil des Wicklers. Jede Strähne noch einmal durchkämmen, nach oben ziehen und die Spitzen mit Spitzenpapier (liegt meistens bei – sonst in Kaufhäusern oder Drogerien) umwickeln, damit sie nicht unnötig strapaziert werden oder abknicken. Achten Sie darauf, daß die Lockenwickler fest am Kopf anliegen. Beim Einwirken der Dauerwelle werden sie von allein wieder lockerer. Wichtig ist auch, daß die Wickler exakt untereinandersitzen. Am besten fangen Sie mit dem Aufdrehen unten am Nacken an. Das übrige Haar wird inzwischen nach oben geklippt. Kontrollieren Sie, wenn Sie das Wellmittel aufgetragen haben, nach zehn

Minuten, wie sehr die Haare sich gekringelt haben. Dazu lösen Sie einen Wickler, wickeln die Strähne zu zwei Dritteln ab, legen sie locker auf die Hand und schieben sie zusammen. Ist die Welle noch zu schwach, wird die Strähne wieder aufgewickelt und nach weiteren 10 Minuten erneut ein Test gemacht. Bei dickem Haar müssen Sie eventuell die volle Einwirkzeit ausnutzen. Wenn Sie mit Ihrer Welle zufrieden sind, wird der Dauerwellschaum so gründlich wie möglich von den noch gewickelten Haaren abgespült (mindestens sechs Minuten), damit der Fixierer, der nun aufgetragen werden muß, auch richtig wirken kann.

SO WIRD FIXIERT: Nach dem Abspülen des Schaums wird das Haar (mit den Lockenwicklern) frottiert. Dann tragen Sie den Fixierschaum auf, er macht die Locken erst haltbar. Jede Locke muß vom Fixiermittel bedeckt sein. Nachdem Sie es – wie vorgegeben – haben einwirken lassen, nehmen Sie die Wickler aus dem Haar und spülen die Haare wieder gründlich aus. Reste vom Fixiermittel im Haar würden die Spannkraft der Locken verringern.

NACH DER DAUERWELLE: Das Haar braucht jetzt noch eine Kur, damit es sich von der Strapaze der Dauerwelle erholt. Kneten Sie die Kur in die Locken, nicht durchkämmen. Lassen Sie die neuen Locken nach dem Ausspülen an der Luft trocknen. Schieben Sie sie dabei hin und wieder mit den Fingern von unten nach oben. Sie fallen dann schöner.

LIEBER KEINE DAUERWELLE? Stark strapaziertes Haar verträgt keine Dauerwelle. Lassen Sie es auf jeden Fall, wenn Sie die Haare gerade kräftig blondiert haben. Denken Sie daran: Eine Dauerwelle verschwindet nicht von allein. Sie müssen sie herauswachsen lassen – oder die Haare abschneiden.

LOCKEN NUR GELEGENTLICH? Völlig unbeschadet kringelt das Haar, wenn Sie es über Nacht angefeuchtet auf Papilloten drehen. Zwirbeln Sie einzelne Strähnen fest umeinander, bevor Sie die Wickler ins Haar drehen. Je dicker die Strähne, desto größer die Locke oder Welle. Morgens die Papilloten rausnehmen, die Haare vorsichtig mit einem grobzinkigen Kamm durchkämmen, selbst langes glattes Haar wellt sich so wie eine üppige Naturkrause – bis zur nächsten Wäsche.

Wenn die Haare zum *Problem* werden

Oft ist es die Kopfhaut und nicht das Haar, das Kummer macht. Kein Grund zur Panik: Vieles können Sie selbst wieder in den Griff kriegen. Die Ursachen für extrem fettiges Haar, übermäßige Schuppen oder Haarausfall sollten Sie aber mit einem Dermatologen klären.

FETTIGE HAARE: Verantwortlich dafür ist eine hormonell bedingte hohe Fettproduktion der Talgdrüsen, die die Haare schon nach einem Tag strähnig machen kann. Da hilft nur eins: Waschen, so oft wie nötig, notfalls jeden Morgen. (Daß häufiges Waschen die Haare noch schneller fettig macht, stimmt nicht.) Shampoos, Kuren und Spülungen gegen fettiges Haar enthalten in der Regel gerbstoffhaltige Kräuterauszüge. Auch Teershampoos können helfen. Benutzen Sie die Spezial-Shampoos abwechselnd mit einem ganz milden Shampoo. Außerdem kann alles helfen, was die Haare etwas aufrauht: Dauerwellen, Färben oder Strähnchen. Dann wird das überschüssige Fett besser aufgesaugt. Lassen Sie die Haare so oft wie möglich an der Luft trocknen, denn die heiße Luft des Föns regt die Talgdrüsenproduktion unnötig an. Haarkuren sind mit Vorsicht zu verwenden, besser sind Spülungen ohne Fett. Und: Kämmen Sie die Haare lieber, statt sie zu bürsten. Fahren Sie nicht zu oft mit den Händen durch die Haare. Wer fettiges Haar hat, sollte sich eine pflegeleichte Schnittfrisur machen lassen, die ohne großen Zeitaufwand nach dem Waschen in Form gebracht werden kann.

FETTIGER ANSATZ, TROCKENE SPITZEN: Das passiert meistens bei langen Haaren, weil der natürliche Fettfilm, der das Haar geschmeidig halten soll, zwischen zwei Haarwäschen nicht bis in die Spitzen vordringen kann. Waschen Sie die Haare trotzdem so oft wie nötig mit einem Anti-Fett-Shampoo. Nach der Wäsche werden die Spitzen dann extra behandelt. Reiben Sie eine Kur oder eine Spülung für strapaziertes Haar nur in die Spitzen. Nach zehn Minuten wieder ausspülen. Wenn aus den trockenen Haarenden schon Spliß geworden ist, hilft auf Dauer nur die Schere. Versuchen können Sie es vor dem Abschneiden mit einem Spitzen-Gel, das die gespaltenen Enden bis zur nächsten Wäsche zusammenklebt. Manchmal hilft es auch, kaltgepreßtes Olivenöl oder Klettwurzelöl nur in den Spitzen zu verteilen. Die Spitzen gerader schulterlanger Haare reiben sich an den Kleidern: Wo sie aufliegen, brechen sie. Vorbeugend können Sie etwas Frisiercreme in den Spitzen verteilen.

SCHUPPEN: Durch Vitaminmangel, Medikamente, Krankheiten, aber auch durch Streß vermehren sich die Hornzellen auf der Kopfhaut unnatürlich schnell. Sie verklumpen und verteilen sich entweder über die ganze Kopfhaut, oder sie siedeln sich nur an bestimmten Stellen an. Schuppen-Shampoos enthalten hornlösende und keimtötende Substanzen – meistens stellt sich schon nach der ersten Wäsche eine Besserung ein. Nach ein paar Wochen sind Schuppen in der Regel ganz verschwunden, kommen aber leider – bei einer Schuppenflechte – wieder. Am besten waschen Sie immer abwechselnd mit normalem und Schuppen-Shampoo. Eine Spülung mit Brennessel-Essig hilft gleichzeitig gegen Schuppen und den Juckreiz: Übergießen Sie eine handvoll getrocknete Brennesseln (gibt's im Bio-Laden) mit einem Viertelliter heißen Obstessig. Lassen Sie das Ganze 15 Minuten ziehen. Dann werden die Brennesseln abgegossen und die Haare mit dem Obstessig gespült.

HAARAUSFALL: Außer Krankheiten kann Eiweißmangel der Grund für den Haarausfall sein. Dann helfen neben ausgewogener Ernährung (siehe Seite 66) Pillen mit Vitaminen und Mineralstoffen, Eisen- und Kalziumpräparate (aus der Apotheke). Auch fiebrige Infektionen können zu Haarausfall führen. Zwischen der akuten Erkrankung und dem Haarausfall liegt meist ein Vierteljahr – und genausolange dauert es, bis die Haare von allein wieder sprießen. Auch die Antibabypille kann Ursache des Übels sein. Dann hilft's, auf ein anderes Präparat mit weniger Gestagen umzusteigen. Bestimmte Medikamente können als Nebenwirkungen zu Haarausfall führen. Die Haare kommen dann aber von allein wieder, wenn die Medikamente abgesetzt werden. Und: Schwangerschaft und Stillen können für Haarausfall verantwortlich sein – auch das gibt sich von allein wieder.
Zu einer besonderen Art von Haarausfall kann es kommen, wenn Sie jahrelang einen Pferdeschwanz, einen strammen Knoten oder zu fest geflochtene Zöpfe tragen. Die Haare halten dem

ständigen Zug an der Kopfhaut nicht mehr stand. Das zeigt sich deutlich am Haaransatz, er wird immer dünner bis hin zu Geheimratsecken. Oft brechen bei Pferdeschwänzen die Haare auch am Gummiband ab, wenn es scharfe Kanten hat. Rundgummis sind besser. Da hilft nur eines: Tragen Sie die Haare offen, bis sie sich wieder erholt haben, oder stecken Sie sie weich zurück.

FEINE UND DÜNNE HAARE sind eigentlich kein Haarproblem, und ändern können Sie an der Qualität Ihrer Haare nichts. Sie können zwar versuchen, durch Pillen aus der Apotheke (siehe Haarausfall) Ihren Haaren etwas mehr Kraft zu geben. Aber das hilft leider nicht immer. Hilfreicher sind Spülungen, die feinem Haar mehr Volumen geben. Pflegende Spülungen oder Kuren sollten Sie bei feinem, dünnem Haar nicht benutzen. Es fällt dann nur zusammen. Waschen Sie Ihr Haar jeden Tag, auch das bringt Volumen. Verwenden Sie zum Einlegen der Haare immer einen Schaumfestiger, der gibt Halt und schützt sie vor der Wärme des Föns. Empfehlenswert sind Strähnen, die Sie sich zum Aufplustern auch in der eigenen Haarfarbe machen lassen können. Gehen Sie vorsichtig mit Dauerwellen um. Für den Moment geben sie zwar Fülle, aber der Glanz, der feines Haar auszeichnet, ist hin. Das gilt auch für Färben und Blondieren. Benutzen Sie lieber eine Tönung, sie legt sich um das einzelne Haar und plustert so die Frisur auf. Feines Haar lädt sich leicht elektrostatisch auf: es fliegt und bleibt am Kamm kleben. Das ist bei Bürsten und Kämmen aus Kunststoff besonders schlimm. Nehmen Sie also lieber Bürsten mit Naturborsten und Kämme aus Horn, Holz oder Metall.

SPRÖDES, TROCKENES HAAR braucht in erster Linie Fett. Das kriegt es durch Spülungen, Kuren, Glanzspray oder durch eine richtige Ölpackung: Olivenöl vor der Wäsche für eine Stunde aufs Haar geben und alles mit einem warmen nassen Handtuch verpacken. Waschen Sie die Haare nicht jeden Tag, sondern nur, wenn es nötig ist – mit einem Spezialshampoo, das Öl und Lecithin enthält. Lassen Sie die Haare nach Möglichkeit an der Luft trocknen, die heiße Fönluft macht sie noch spröder. Wenn Ihre Haare besonders widerspenstig sind: Frisiercreme oder Haarwachs auf die Handflächen geben und damit über die Haare fahren. Und meiden Sie Sonne, Meer- und Chlorwasser, sie sind Gift für Ihre Haare!

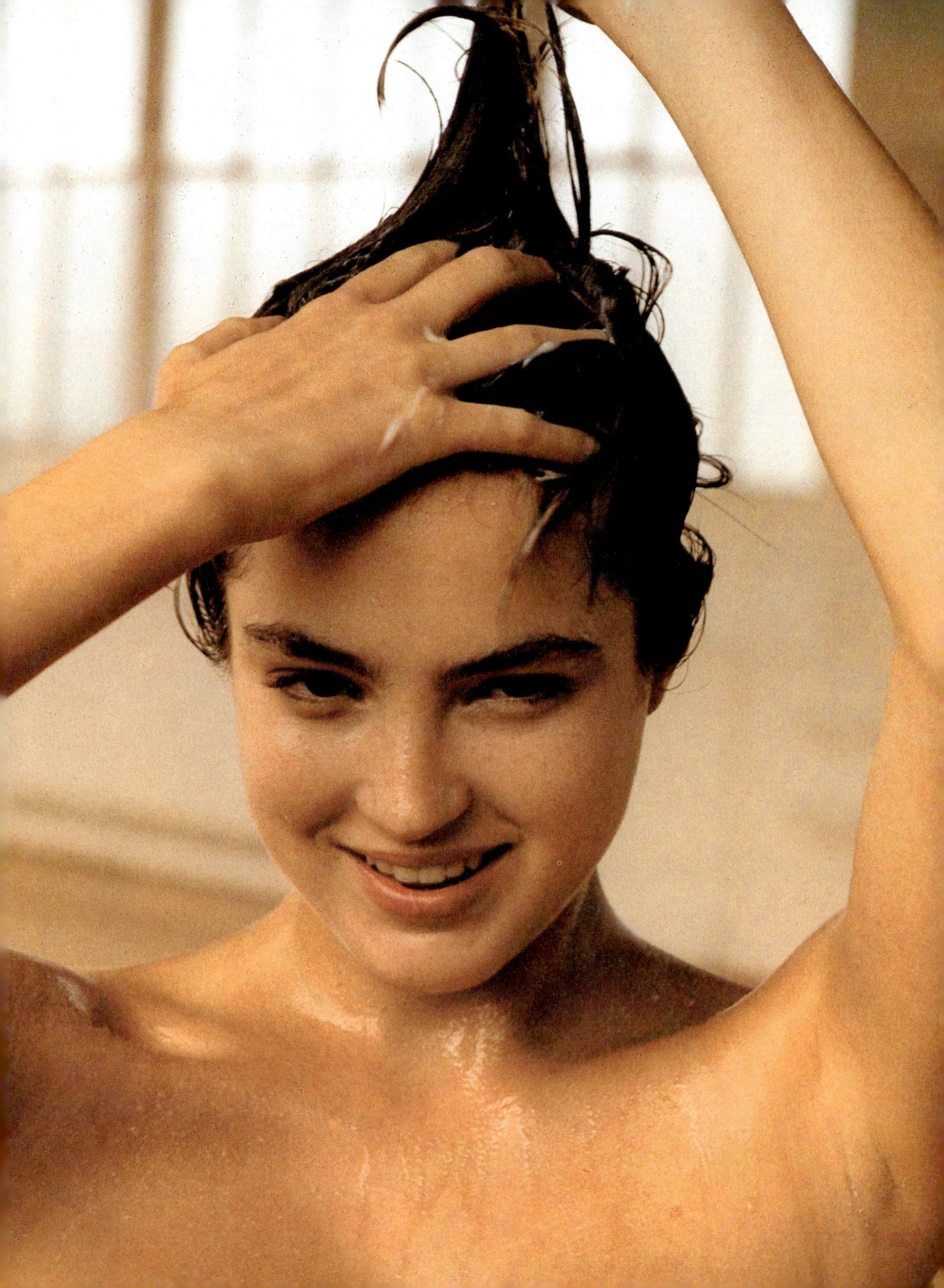

Frisuren für *feines* und *dünnes* Haar

Sie sehen, es besteht kein Grund zur Verzweiflung, wenn Ihre Haare nicht so üppig sind, wie Sie's gern hätten. Sie müssen auch nicht besonders viel Zeit für Ihre Frisur aufwenden – vorausgesetzt, die Haare werden alle vier (bei den kurzen) bis acht Wochen nachgeschnitten.

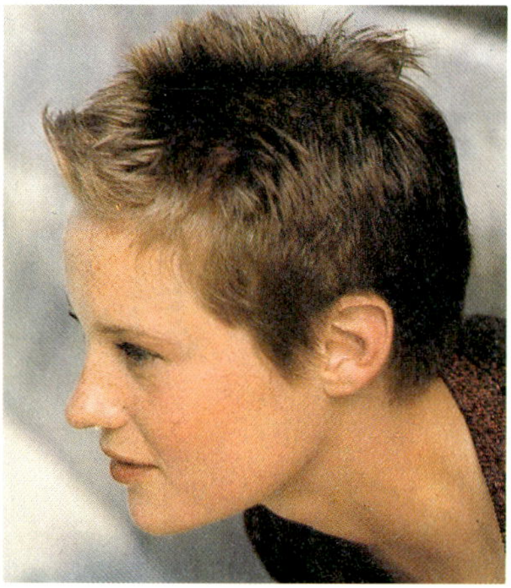

▲

Gerade drei Zentimeter lang sind die Ponyfransen, das übrige Haar ist noch kürzer und über den Kopf durchgestuft. Die feinen Strähnen fallen so ineinander und stützen sich gegenseitig. Der Schopf trocknet an der Luft – und wird anschließend mit etwas Schaumfestiger zurechtgezupft.

Langgestuftes Deckhaar, ganz kurz geschnittene Seiten- und Nackenhaare und dazu ein fransig geschnittener Pony – das ist der Schnitt. Damit die Haare etwas fester werden, hat der Friseur viele feine blonde Strähnchen eingefärbt. Versuchen Sie das bei feinem Haar lieber nicht selbst.

▼

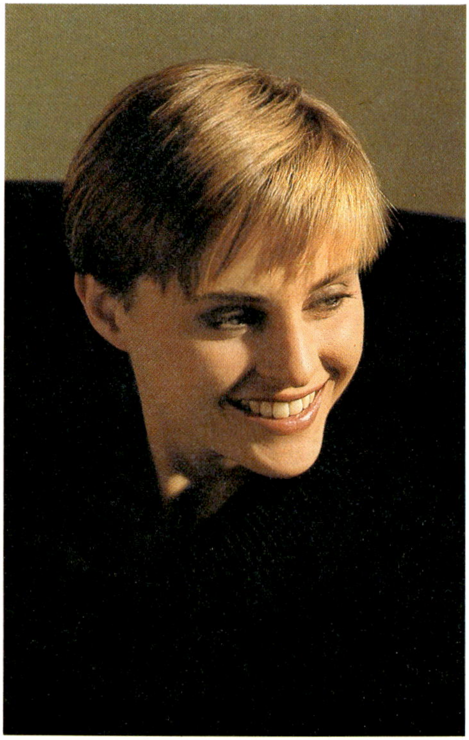

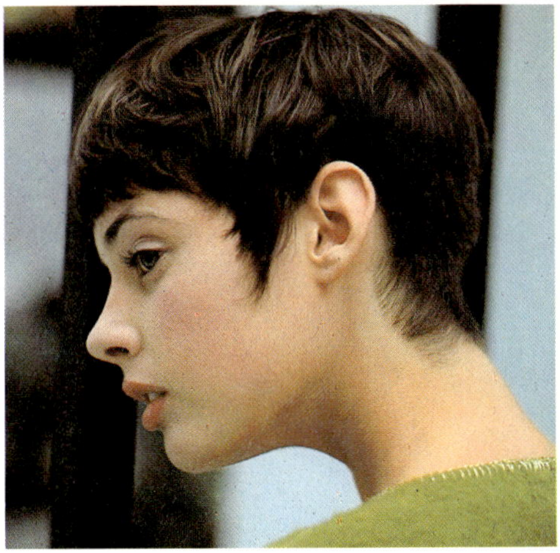

▲ Ein auffallender Schnitt: Hinten sind die Nackenhaare ganz kurz angestuft, die Ohren bleiben frei. Die Deckhaare fallen in großen Stufen, der Pony und die langen Koteletten sind fransig. Die Haare werden nach dem Waschen so plusterig geföntkreuz und quer gegen den Strich.

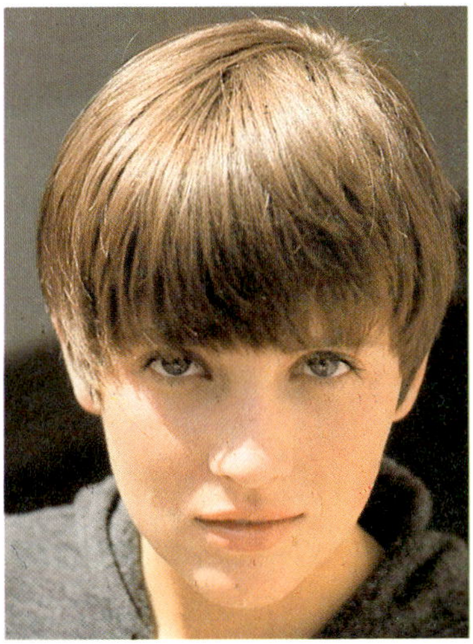

Hier gibt eine Dauerwelle Stand und Fülle. Die Haare sind vom Seitenscheitel aus kerzengerade abgeschnitten, die Deckhaare etwas angestuft. Die Locken fallen so natürlich, wenn Sie in die feuchten (nicht nassen!) Haare Schaumfestiger geben und die Strähnen trockenkneten.

▼

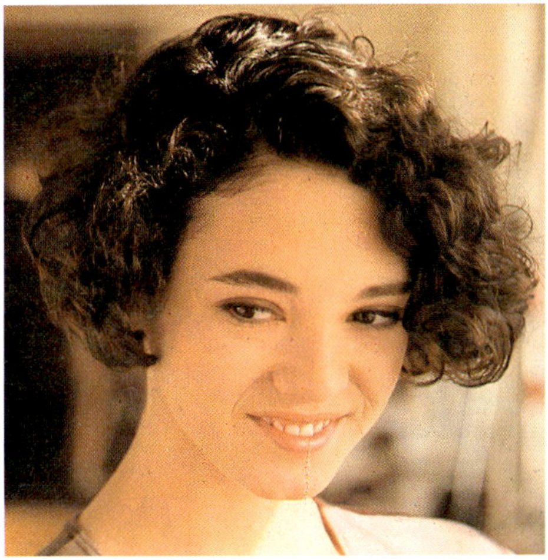

◀ Die Beatles lassen grüßen: Ein richtiger Pilzkopf mit fransig geschnittenen Konturen ums Gesicht. Die Nackenhaare sind ganz gerade abgeschnitten. Damit die Haare so schön glänzen, werden sie über eine Rundbürste immer in Wuchsrichtung gefönt.

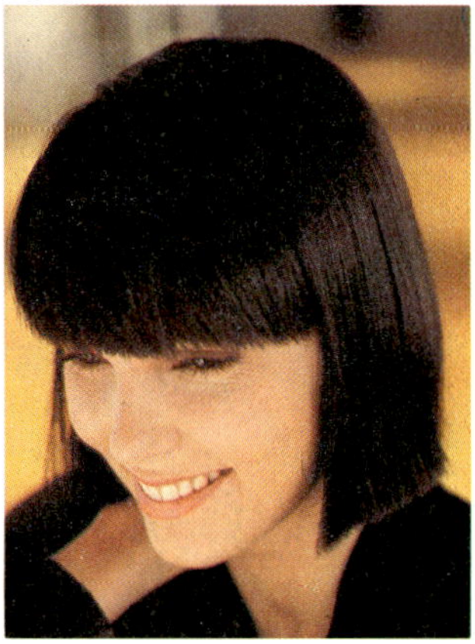

▲ Millimetergenau und kerzengerade sind die Spitzen dieses gut kinnlangen Bubikopfs abgeschnitten. Der Pony wird zu den Schläfen hin einen Tick länger, das läßt die Haare voller und das Gesicht schmaler aussehen. Beim Fönen werden die Haare immer wieder mit der Bürste glatt nach unten gekämmt.

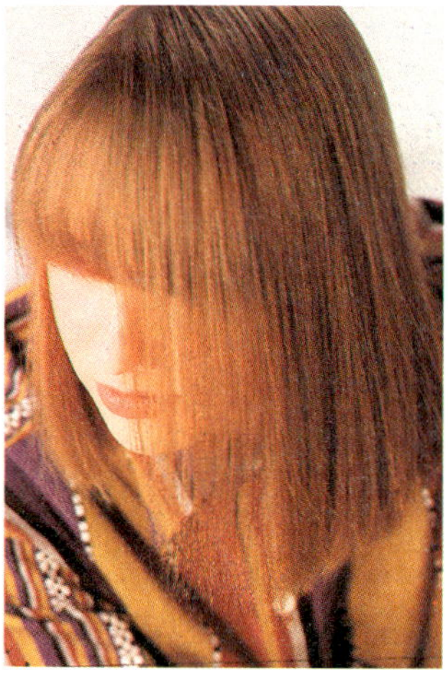

Feine Haare und Naturkrause? Das trifft sich gut! Das gleich lange, stumpf abgeschnittene Haar wird nach der Wäsche von hinten nach vorn fast trocken gefönt, dann kommt Schaumfestiger ins Haar – und Sie kneten die Wellen hinein! ▼

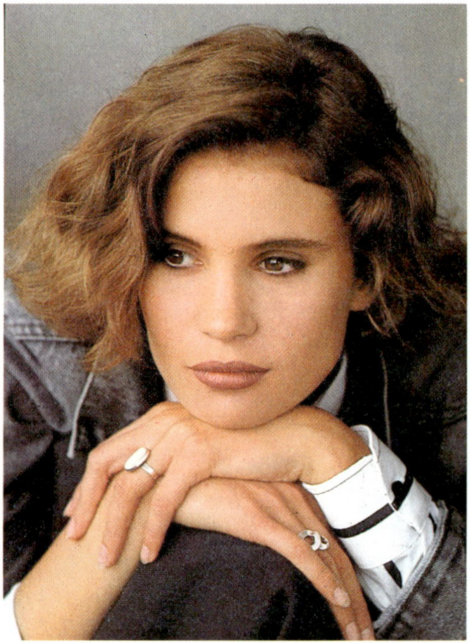

◀ Henna macht die Haare nicht nur rot, es festigt sie auch. Davon profitiert dieser Rotschopf, der in Schulterhöhe gerade abgeschnitten ist. Die Haare werden über die Rundbürste glattgefönt, der Pony bekommt einen Schwung nach innen durch die kleine Rundbürste.

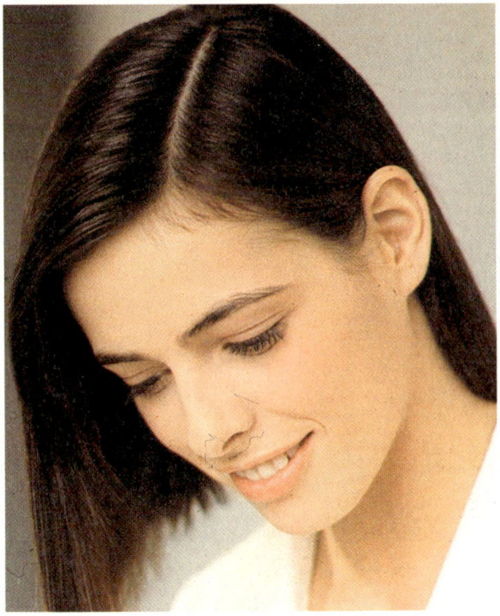

▲ Eben bis auf die Schultern fallen diese aalglatten Haare. Sie sind vom langen Seitenscheitel aus geschnitten und vorn etwa einen Zentimeter länger als hinten. Kleine Besonderheit des glattgefönten Schnitts: Extraglanz rechts und links vom Scheitel. Geben Sie etwas Glanzspray auf den Kamm, und kämmen Sie vorsichtig nur die Haaransätze.

Hier sind die Haare schon gut schulterlang – ab da wird es gefährlich für feine Haare. Die Spitzen wirken fast immer wie ausgefranst. Der Hollywood-Stil ist die Rettung: Fönen Sie die Haare mit Schwung aus der Stirn und die Haarenden über eine dicke Rundbürste zur Innenrolle. Haarspray macht das Ganze haltbarer.

▼

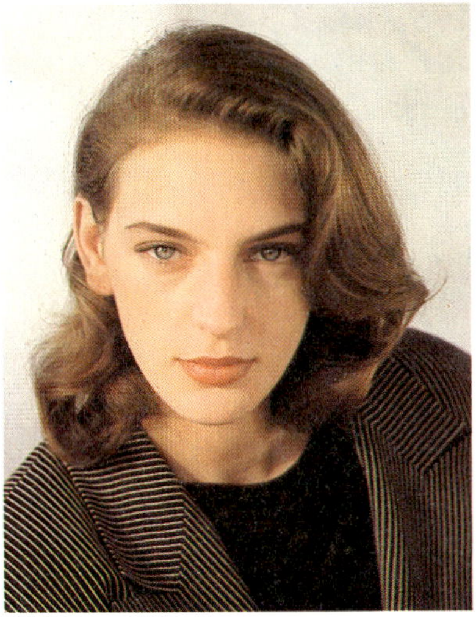

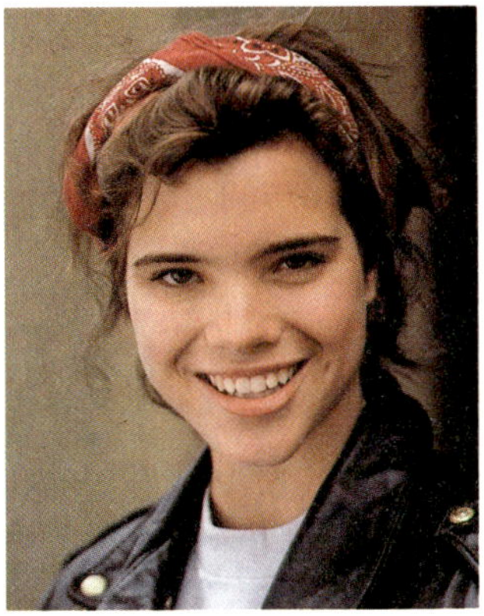

◀ Auch ein Band im Haar kann Fülle geben. Nehmen Sie kein elastisches Haarband, sondern lieber ein kleines gefaltetes Tuch. Das klatscht die Haare nicht so an. Vorher sollten Sie Schaumfestiger ins trockene Haar geben, den Pony aus der Stirn und das übrige Haar kreuz und quer fönen.

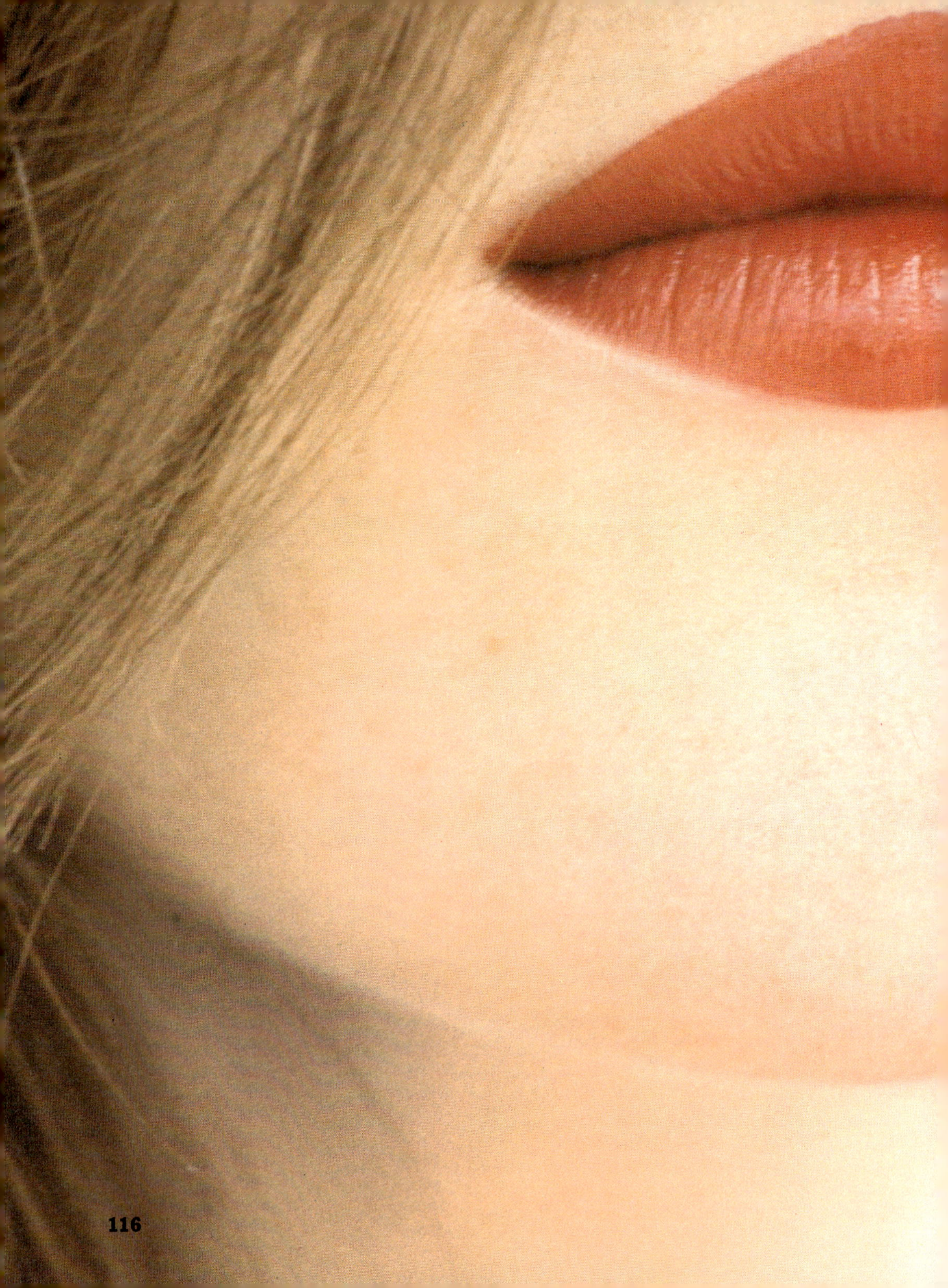

8

MAKE-UP

Was Sie über *dekorative Kosmetik* wissen sollten

Für den Spaß am Anmalen gibt es keine Altersgrenze. Siebenjährige gehen mit rotgelackten Fingernägeln zur Schule, alte Damen (nicht nur in Paris!) mit sorgfältig rot geschminktem Mund zum Markt. Selbst die von Natur aus Schönen, die Fotomodelle, sehen mit ein bißchen Farbe noch attraktiver aus. Oder Frauen wollen sich mit Make-up ganz bewußt schrill und schräg zurechtmachen: „Sonst würde mich überhaupt niemand wahrnehmen", sagte mir einmal eine bekannte Malerin. Schwarz umflorte Augen und ein knallroter Mund wurden ihr Markenzeichen. Wobei das tollste Make-up zwar das Gesicht, nicht aber den Menschen verändern kann. Und wir dürfen uns dann auch nicht wundern, wenn wir als der schrille Typ behandelt werden, als den wir uns (beispielsweise) maskiert haben.

MUSS MAKE-UP TEUER SEIN? Ganz klar nein! Die Stiftung Warentest hat in vielen Untersuchungen festgestellt, daß manche preiswerte Produkte in der Qualität sogar besser sind als teure. Sie wissen es selbst: Ein Lippenstift kann 5 Mark oder 35 Mark kosten. Nicht einmal das Angebot an Farben ist bei den preiswerten Herstellern geringer. Wenn Sie sich allerdings in einen ganz bestimmten Ton für den Lidschatten verliebt haben, kann es schon sein, daß Sie ihn bei den preiswerten nicht finden. Was Sie bei Luxusprodukten auf jeden Fall bezahlen müssen, ist die aufwendigere Verpackung (die allerdings in der Regel sowieso sofort in den Papierkorb fliegt). Und: Lippenstifthüllen, Puderdosen und Lidschattenkästchen sind oft eben wunderschön, was von den preiswerteren Kosmetikdöschen leider nicht immer zu sagen ist. Entscheiden Sie, was Ihnen die Augenweide wert ist. Übrigens: Werfen Sie, wenn Sie sich durch Cellophan und Pappkarton endlich zu Ihrer Luxus-Puderdose (Lidschattenkästchen, Lippenstift) durchgekämpft haben, das unscheinbare Stückchen Stoff nicht weg, das sie umhüllt. Darin sollte die Luxusdose künftig steckenbleiben, denn sonst verkratzt auch das kostbarste Stück in der Kosmetiktasche.

Teuer sind auch die Pinsel, ohne die ein schönes Make-up nicht hinzukriegen ist. Dicke Kosmetikpinsel für Puder und Rouge kosten um 60 Mark. Wenn Sie so viel nicht ausgeben wollen oder können: Sehen Sie sich mal bei den Malerpinseln (oder Rasierpinseln) um. Da gibt's dicke runde aus Naturhaaren. Die sind zwar nicht so schön anzusehen wie richtige Puderpinsel, aber ihren Zweck erfüllen sie in Sachen Make-up allemal.

MAKE-UP RUND UM DIE UHR? Natürlich gehört Make-up grundsätzlich auf eine gereinigte, mit einer Feuchtigkeitscreme versorgte Haut. Es ist aber kein Drama, wenn Sie gelegentlich mal aus Zeitgründen auf die nicht mehr ganz frische Haut Make-up auftragen – zur Regel sollte das allerdings nicht werden. Es ist auch kein Unglück für die Haut, wenn Sie mal mit Make-up ins Bett gehen . . .

OPTIMAL: TAGESLICHT. Zum Schminken ist Tageslicht von vorn ideal. Darauf können wir im Winter allerdings lange warten. Dann tut's auch ein gut beleuchteter Spiegel, am besten einer mit Glühbirnen oder Leuchtstoffröhren rechts und links.

Verträglichkeit

Allergische Reaktionen auf dekorative Kosmetik gibt es selten. Die Augen können allerdings gelegentlich empfindlich auf Wimperntusche, Lidschatten oder Eyeliner-Stifte reagieren (siehe auch Seite 52). Dann genügt es meistens, das Produkt gegen das eines anderen Herstellers auszutauschen. Rötungen und Reizungen können aber auch vorkommen, wenn Lidschatten und Wimperntusche zu alt sind, weil Sie sie nur gelegentlich benutzen. Make-up-Produkte müssen laut Gesetz 30 Monate halten. So lange sollten Sie sie aber nicht verwenden. Beim Öffnen der Dosen und Mascarastifte kommt immer etwas Staub auf Puder und Wimperntusche. Das summiert sich nach Monaten. Was Sie nie tun sollten: Produkte für die Augenmalerei leihen oder verleihen. Das kann zu Reizungen am Auge führen.

Tolle *Haut* durch die richtige *Grundierung*

Grundierungen sind die wahren Zauberkünstler in Sachen Haut. Sie können so transparent sein, daß die Sommersprossen durchschimmern. Andere decken so gut ab, daß Rötungen, Augenschatten und Hautunreinheiten verschwinden. Was Sie den Grundierungen nicht zumuten sollten: blasse Haut braun zu färben, denn das sieht immer angemalt aus.

Die Grundierungen haben sich zum Teil zu richtigen Pflegeprodukten entwikkelt. Manche enthalten Pflanzenextrakte, Mandel-, Weizenkeim- und Avocadoöl. Viele sind außerdem mit einem Sonnenschutz ausgestattet. Und für die ältere Haut gibt's als Zugabe auch Vitamine, Fett- und Feuchtigkeitsbinder. Was alle Grundierungen haben müssen: Konservierungsstoffe und Antioxidantien (siehe Seite 76), um sie gegen Bakterien und Verderben zu schützen.

GETÖNTE TAGESCREME: Wie's der Name schon sagt: wenig Farbe, viel Pflege. Die Feuchtigkeitscreme darunter können Sie sich also schenken. Getönte Tagescremes (auch wasserfest zu haben) sind transparent. Sie verdecken nichts und geben auch nur einen Hauch von Farbe. Ideal für junge, makellose Haut.

FLÜSSIGE GRUNDIERUNGEN: Das sind wasserreiche, fettarme Emulsionen, die sich gut auf der Haut verteilen lassen, auch auf nicht mehr ganz glatter Haut. Rötungen und Hautunreinheiten können mit flüssigen Grundierungen nicht abgedeckt werden. Gut für fettige und normale Haut.

CREMIGE GRUNDIERUNGEN: Sie enthalten Fett und Feuchtigkeit und einen mehr oder weniger hohen Anteil an Puder. Trotzdem gehört Creme-Make-up nicht auf die blanke Haut! Die Cremigen dekken gut und sind besonders geeignet für trockene Haut.

KOMPAKTGRUNDIERUNGEN: Sie decken besser ab als alle anderen Grundierungen, weil sie die höchsten Puderanteile

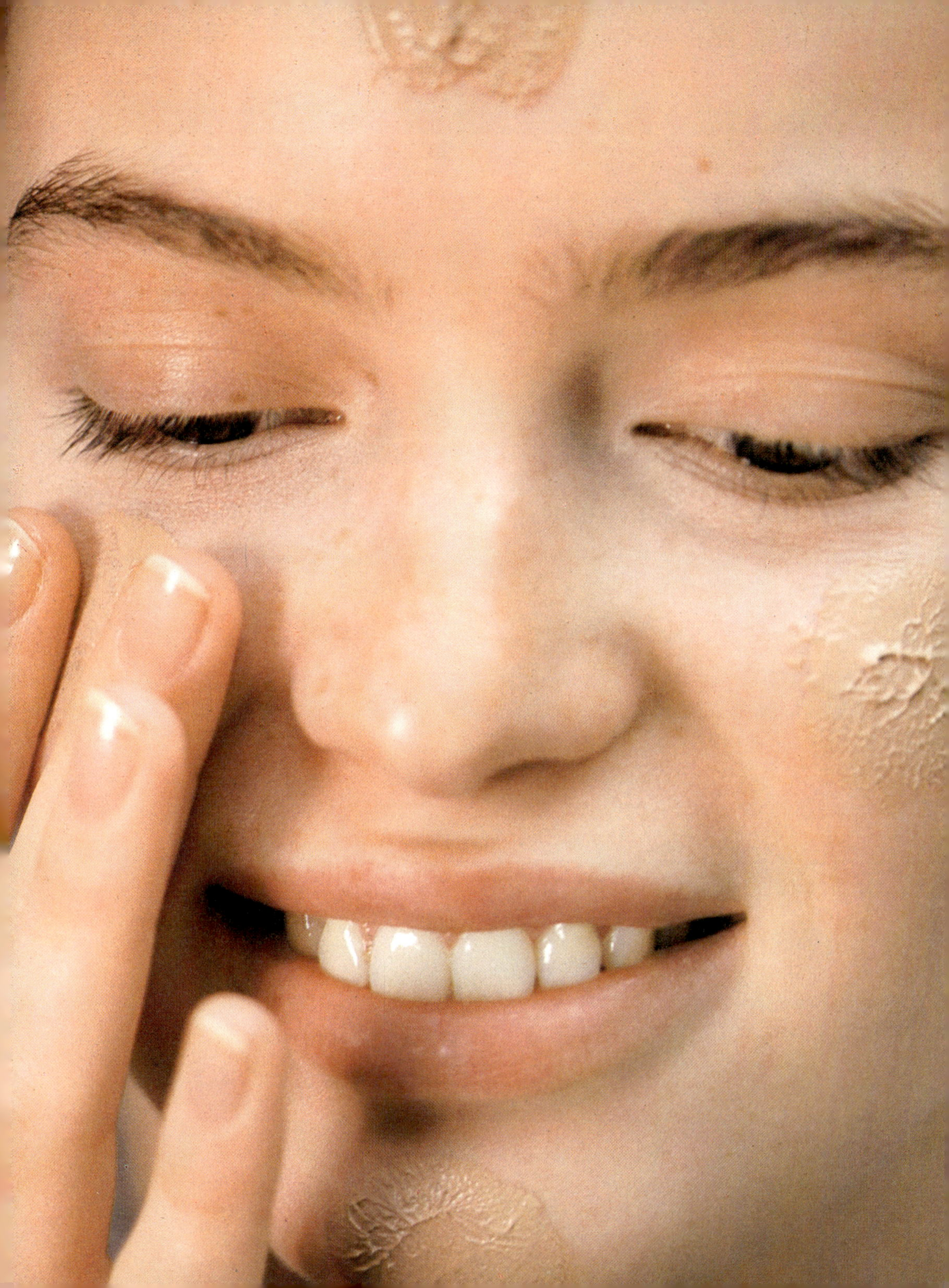

haben. Sie werden in flachen Kästchen mitsamt den Schwämmchen zum Auftragen angeboten. Einige davon sind Make-up und Puder zugleich: Zum Grundieren wird das Schwämmchen angefeuchtet, mit einem trockenen Schwämmchen kann der Doseninhalt wie Puder verwendet werden. Viele von ihnen sind allerdings schon als Grundierung so matt, daß Puder darüber fast überflüssig ist. Die Kompakten sind – mit Creme darunter – für jede Haut geeignet, mit einer Ausnahme: sie lassen sich schlecht gleichmäßig auftragen, wenn Sie viele Flaumhärchen im Gesicht haben.

MAKE-UP-STIFTE: Sie decken so gut wie Kompakt-Grundierungen. Die Farbcreme wird mit einem Schwämmchen abgenommen und dann über das Gesicht verteilt.

DIE RICHTIGE FARBE: Sie sollte auf keinen Fall dunkler als Ihre Haut sein, eher einen Ton heller. Suchen Sie sich einen Ton aus, der etwas ins Graue geht, Rosiges und Gelbliches wirkt auf der Haut selten gut. Lassen Sie sich beim Einkaufen, wenn möglich, einen Tupfen der gewählten Farbe geben, und probieren Sie am Wangenknochen aus, wo das Gesicht in den Hals übergeht, ob die Farbe keinen Rand zeigt. Dann ist es der richtige Farbton – und Sie können es sich künftig sparen, den Hals mitzuschminken. Falls Sie sich vergriffen haben und das Make-up zu dunkel ist: Kaufen Sie ein weißes oder ganz helles dazu, und mischen Sie sich Ihre Farbe auf dem Handrücken an. Im Sommer dunkler, im Winter heller. Mit einem Kompakt-Make-up geht das natürlich nicht!

DAS AUFTRAGEN: Alle Grundierungen, außer den Kompakten, können Sie mit den Fingerspitzen auftragen. Make-up-Tupfen auf Kinn, Stirn und die Wangen setzen, vorsichtig verreiben – ohne zu zerren! Am besten tragen Sie Grundierung jedoch mit einem feinporigen Make-up-Schwämmchen auf. Sie wird einfach gleichmäßiger. Mit den Kanten des Schwämmchens kommt man auch gut an so schwierige Partien wie die Nasenflügel. (Außerdem streichen Sie mit dem Schwämmchen so sanft über Ihre Haut, wie sie es verdient.) Feuchten Sie den Schwamm nur etwas an. Wenn er zu naß ist, wird das Make-up streifig. Beginnen Sie mit der Nase, und verteilen Sie die Grundierung in kurzen Strichen nach außen hin über das Gesicht. Vergessen Sie die Augenlider nicht. Kompakt-Make-up auf keinen Fall außen unter den Augen auftragen, falls Sie da schon erste Fältchen haben. Das würde sie nur deutlicher machen. Übrigens: Das Schwämmchen sollten Sie nach jeder Benutzung unter warmem Wasser auswaschen!

ABDECKEN: Mit Abdeckstiften oder -cremes werden Rötungen (zum Beispiel an der Nase), Augenschatten oder einzelne Hautunreinheiten weggeschminkt. Wenn Sie keine Grundierung nehmen wollen, tupfen Sie die Abdeckcreme auf die bloße Haut. Falls Sie Grundierung benutzen, wird der Abdeckstift vorher aufgetragen. Augenschatten: Setzen Sie drei Tupfen auf die dunkle Partie, und klopfen Sie die Creme mit dem Mittelfinger ganz vorsichtig ein. Bei Hautunreinheiten: mit einem Wattestäbchen die Creme auftupfen und vorsichtig verwischen. Rote Nase oder Nasenflügel: Da wird die Creme einfach mit dem Finger verrieben. Wichtig: Verwischen Sie alle Übergänge von der Creme zur Haut so, daß sie nicht mehr zu sehen sind.

GRÜNES MAKE-UP: Hellgrünes oder auch blaues Make-up gibt es flüssig, als Stift oder Puder zu kaufen. Es deckt erweiterte Äderchen auf den Wangen oder rote Stellen am Kinn oder in den Nasenwinkeln ab. Tupfen Sie die grüne Farbe vor dem Eincremen auf die notleidenden Stellen. Wenn Sie dann darüber die Grundierung aufgetragen haben, sieht die Haut ganz ebenmäßig aus.

CAMOUFLAGE: Das Wort kommt aus dem Französischen und heißt „Tarnung, Maskierung“. Das sind Camouflage-Produkte auch. Mit ihnen werden Feuermale und Verbrennungen wasserfest abgedeckt. Die zähe Paste, deren Anwendung bei der Kosmetikerin richtig gelernt werden muß, ist schwer wieder von der Haut zu kriegen – und deshalb nur zum Abdecken größerer Hautschäden geeignet.

AKNE UND MAKE-UP: Nichts spricht dagegen, daß Sie mit einer gut deckenden, möglichst fettfreien Grundierung (zum Beispiel Kompakt-Make-up) Ihre Akne abdecken. Grundierungen gibt es auch in den Akne-Pflegeserien. Probieren Sie unbedingt aus, ob sie auch decken! Abends muß alles aber wieder sorgfältig entfernt werden.

Frische – einfach aufgepinselt: *Rouge*

Wo professionell Make-up gemacht wird, wird oft aufs Rouge verzichtet. Wenn es verwendet wird, dann wirklich nur einen Hauch, der kaum sichtbar nahtlos in die Haut übergeht. Rosige Apfelbäckchen sind out. Vergessen Sie also, daß das Rouge zum Lippenstift passen muß. Da es nur noch dezent das Gesicht modellieren und Frische geben soll, ist es egal, welche Farbe Sie nehmen.

PUDERROUGE wird immer über dem Puder aufgetragen, wenn Sie es nicht nur auf der ungeschminkten Haut verwenden. Es läßt sich am besten mit einem dicken Pinsel auftragen. Da genügt ein Strich von den Wangen zu den Schläfen hin – und das Rouge sitzt. Damit Sie nicht zuviel Puder am Pinsel haben, sollten Sie ihn vorher auf dem Handrücken ausklopfen. Drücken Sie nicht auf den Pinsel beim Auftragen, wischen Sie ganz sanft über die Haut, dann können Sie auch nie zuviel Rouge auftragen. Nehmen Sie lieber noch eine zweite Schicht, wenn Sie nach dem ersten Mal das Gefühl haben, immer noch zu blaß zu sein.

CREMEROUGE enthält Fett, deshalb: Vorsicht bei fettiger Haut! Cremerouge wird immer vor dem Pudern auf die Grundierung oder direkt auf die Haut aufgetragen. Setzen Sie drei Tupfen auf die Wangenknochen, und verwischen Sie sie so, daß keine Kontur zu sehen ist.

MODELLIEREN MIT ROUGE: Mit bräunlichen Tönen können Sie die Gesichtsform etwas korrigieren: Rechts und links auf die Nase gesetzt, läßt es sie schmaler wirken. Ein Tupfen auf dem Kinn macht ein langes Kinn optisch etwas kürzer. Bei runden Gesichtern können Sie das Rouge etwas unterhalb der Wangenknochen auftragen . . . Aber Vorsicht: Meistens sehen solche Korrekturen nicht sehr natürlich aus.

ZUVIEL ROUGE? Puderrouge wird heller, wenn Sie Puder darüberstäuben. Cremerouge kann man mit einem Make-up-Schwämmchen verwischen und so mildern.

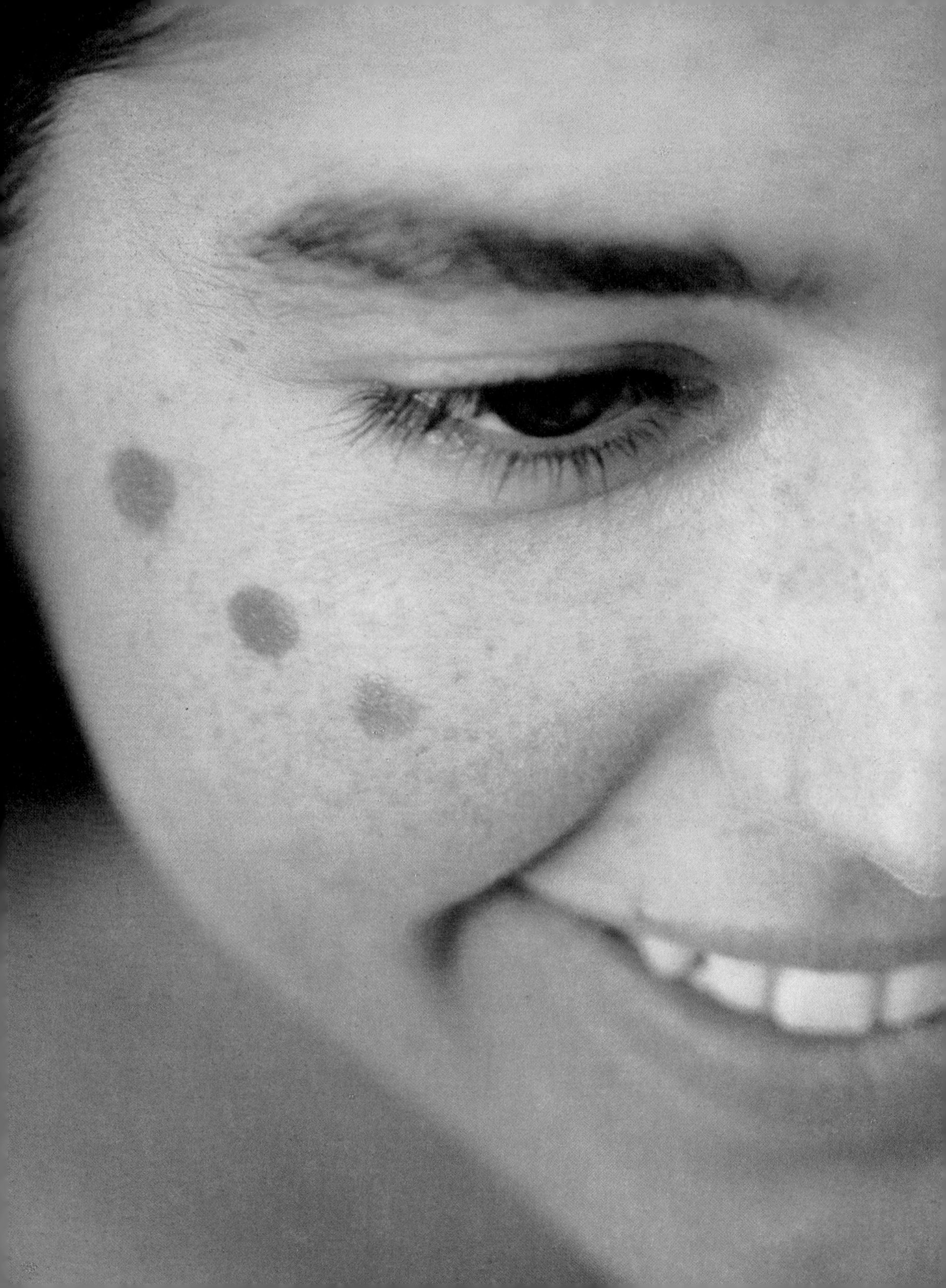

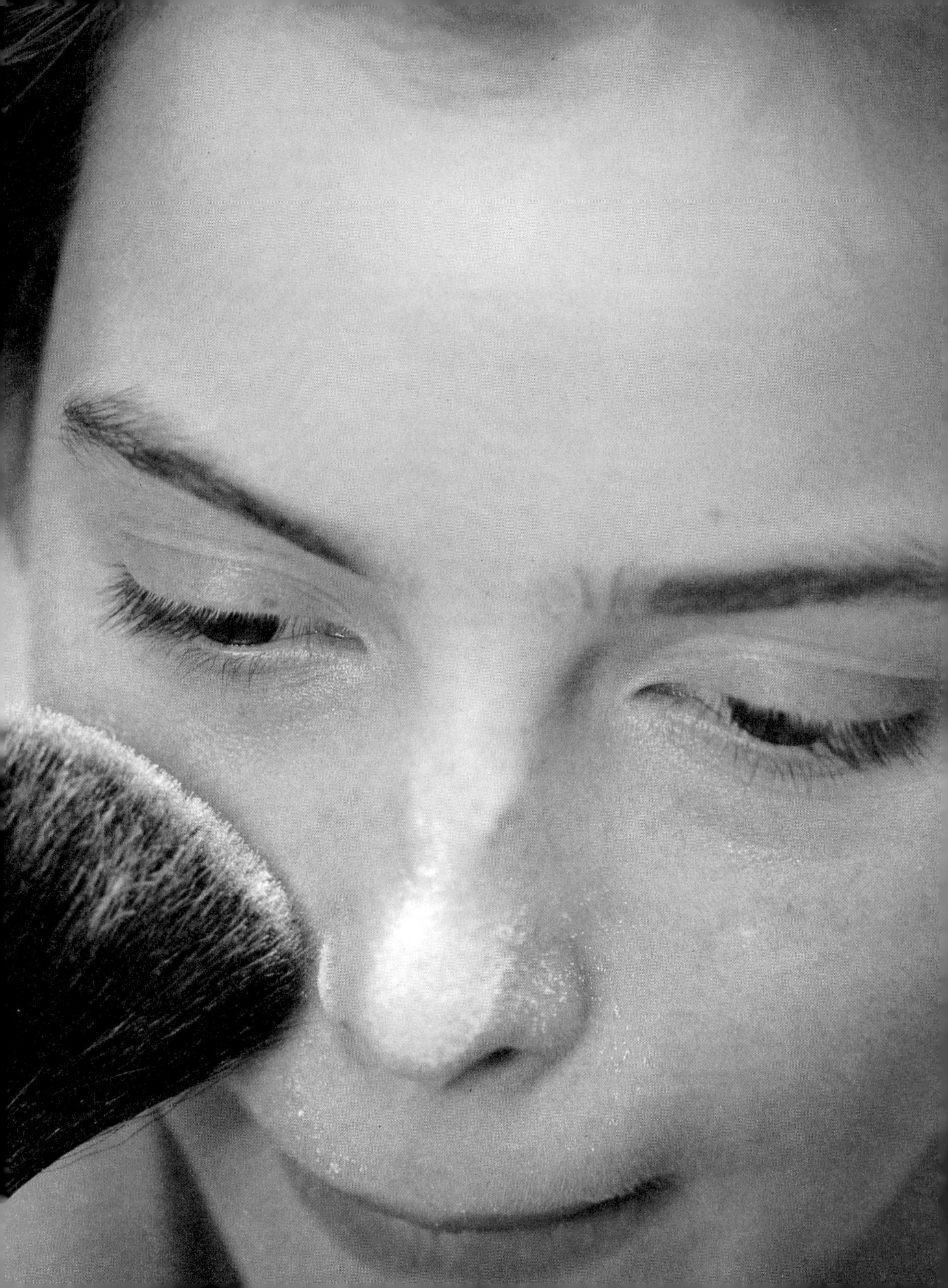

Puder: Eine ganz *feine Sache*

Man sieht ihn nicht und sieht es doch, wenn darauf verzichtet wurde. Puder nimmt den Fettglanz von der Haut und macht nebenbei die Grundierung haltbarer. Heute ist Puder vorwiegend aus Talkum gemacht, mit so edlen Zusätzen wie Seide und so nützlichen wie Vitamin A und E, mit Kollagen und Sonnenschutzfiltern. Der schönste Puder ist heller Transparentpuder, weil er wirklich nur mattiert, keine Farbe enthält und deshalb auch nie fleckig werden kann. Sie können ihn auf die blanke Haut oder über die Grundierung geben. Wenn Sie getönten Puder benutzen, sollte er auf den Hautton abgestimmt sein.

LOSER PUDER ist praktisch fettfrei. Er wird am besten mit einem dicken Pinsel aufgetragen. Bevor Sie ihn verteilen: Klopfen Sie den Pinsel auf dem Handrücken ab. Das bißchen, was im Pinsel bleibt, reicht für das ganze Gesicht. Fangen Sie an Nase, Stirn und Kinn mit dem Einstäuben an, da ist der Puder am nötigsten, weil die Haut hier am schnellsten glänzt. Die Reste dann auf die Wangen und auf die Augenlider verteilen. Die Quasten, die den Puderdosen beiliegen, sollten Sie lieber nicht benutzen: Damit bringen Sie nur das Fett der Haut auf Ihren Puder.

KOMPAKTPUDER: Das ist nichts anderes als loser Puder, der mit Bindemitteln und zusätzlichen Fetten in die Dose gepreßt wird. Nehmen Sie zum Auftragen am besten auch einen dicken Pinsel. Er verteilt den Puder einfach feiner auf der Haut. Wenn Sie eine unreine Haut haben, sollten Sie Kompaktpuder mit einem Wattepad auftragen. Der wird nach einmaligem Gebrauch weggeworfen.

ERDPUDER besteht aus gemahlener Tonerde und Mineralien. Er wird meistens lose im Tontopf angeboten. Der Gold- oder Kupferton des Puders sieht nur bei sonnengebräunter Haut gut aus.

PFLEGE FÜR DEN PINSEL: Puderpinsel müssen regelmäßig gereinigt werden, nicht erst, wenn die feinen Härchen zusammenkleben. Waschen Sie den Pinsel mit Shampoo aus, streichen Sie die Härchen glatt, und legen Sie ihn zum Trocknen irgendwo hin – nur nicht auf die Heizung!

Schöne Augen können Sie sich *malen*

Das einfachste Augen-Make-up besteht aus nichts als Wimperntusche. Wenn Sie sich spaßeshalber mal nur ein Auge sorgfältig tuschen, können Sie sehen, was schon so ein bißchen Wimperntusche ausmachen kann.

WIMPERNTUSCHE/MASCARA – vorwiegend aus Wachsen, Ölen und Farbpigmenten gemacht – gibt den Wimpern den Schwung, die Dichte und die dunkle Farbe, die sie von Natur aus meist nicht haben. Mascara soll die feinen Wimpernhärchen auch pflegen. Deshalb werden den Wimperntuschen Proteine, das wimperneigene Keratin (siehe Seite 157) und Feuchtigkeitsspender zugefügt. Reine Pflegeprodukte sind die No-Color-Mascaras, sie machen die Wimpern glänzender und geschmeidiger. Am besten halten wasserfeste Wimperntuschen, die in der Regel auch wischfest sind. Aber verlassen Sie sich im Meer- oder Chlorwasser, bei schweißtreibendem Sport oder unter der heißen Dusche besser nicht darauf.

RICHTIG TUSCHEN: Bürsten Sie die Wimpern wirklich vom Ansatz bis zu den Spitzen. Blonde Wimpern, die nur schwarze Enden haben, sehen komisch aus. Am besten geht das Tuschen ohne zu kleckern mit einem kleinen Handspiegel. Halten Sie ihn etwa in Kinnhöhe, und tuschen Sie so die oberen Wimpern. Dann den Spiegel in Stirnhöhe halten und die unteren Wimpern mit der senkrecht gehaltenen Bürste tuschen. Nach dem Trocknen wird noch einmal getuscht. (Es kann auch ganz toll aussehen, wenn Sie nur die oberen Wimpern tuschen – versuchen Sie es mal!) Wenn die Wimpern verklebt sind, werden Sie mit einem Wimpernkamm auseinandergekämmt, bevor die Tusche ganz getrocknet ist. Für dichtere und längere Wimpern: Stäuben Sie vor dem Tuschen etwas Transparentpuder über die Härchen. Sollten Ihre Wimpern trotz sorgfältigen Tuschens nicht den richtigen Schwung haben, können Sie zum Biegen eine Wimpernzange benutzen. Aber Vorsicht: Die Härchen müssen vor dem Tuschen gebogen werden, sonst reißen Sie sich die Wimpern aus.

WIMPERN FÄRBEN können nur der Friseur oder die Kosmetikerin. Versuchen Sie es niemals selbst! Gefärbte Wimpern sind für etwa vier Wochen dunkel, dann müssen sie wieder gefärbt werden. Dichter oder länger sehen sie dadurch nicht aus. Das erreichen Sie nur mit Wimperntusche.

LIDSCHATTEN sind nicht nur Dekoration. Auch sie werden heute mit Lichtschutz, Vitamin E und Feuchtigkeitsspendern angereichert. Nicht zufällig ist Puder der absolute Marktführer in Sachen Lidschatten. Mit keinem anderen Produkt können Sie so fein abschattieren. Und er läßt sich am problemlosesten für die zarte Augenumgebung wieder entfernen. Auch die Auswahl an Farben ist riesig – da können die wenigen cremigen Lidschatten, die es gibt, nicht mithalten. Der Vorteil der Cremigen: sie sind wasserfest und ganz leicht zu handhaben. Einfach mit den Fingerspitzen die Farbe auf dem Lid verteilen.

LIDSCHATTEN AUFTRAGEN: Lidschattenpuder sollten Sie immer über Grundierung und Puder pinseln, er hält dann besser auf dem Lid. Um eine schöne Augenform zu bekommen: Setzen Sie immer einen hellen Puder auf die innere Lidhälfte (Ausnahme: zu weit auseinanderstehende Augen), den dunklen nach außen. Die Übergänge werden mit dem Pinsel oder Applikator verwischt. Wenn Sie Ihre Schlupflider stören: Betonen Sie nur die Lidfalte mit einem dunklen Puderstrich, die Lider bleiben ungeschminkt. Tiefliegenden Augen bekommt es gut, wenn sie mit hellen Farben geschminkt werden.

DIE FARBEN: Was immer Sie nehmen, gehen Sie sparsam damit um, der Lidschatten soll wirklich nur ein Schatten sein. Wenn Sie Ihre Augenfarbe betonen wollen: Nehmen Sie eine Kontrastfarbe zur eigenen Augenfarbe, das macht klarer und strahlender. Blauen und blaugrauen Augen stehen alle Braun- und Pfirsichtöne gut, Blautöne und Lila sind optimal für braune Augen, denen ohnehin alles steht außer Braun (das macht sie müde). Grüne und ganz hellbraune Augen strahlen mit Rostrot und Dunkelgrau. Vorsicht vor lauten Blau- und Türkistönen und allem allzu Glitzernden: Die spielen sich auf den Lidern so in den Vordergrund, daß man Ihre Augen glatt übersieht.

DER LIDSTRICH: Durch ihn sehen die Wimpern voller aus. Ganz leicht zu handhaben dafür sind Stifte: Alles, was nicht auf Anhieb sitzt, kann mit einem Wattestäbchen, einem Lidschatten-Applikator oder einem festen Pinsel korrigiert werden. Unverrückbar fest dagegen haften die flüssigen Lidstriche, wenn sie erst einmal aufgetragen sind. Es erfordert einige Übung, damit sauber zu malen.

EINEN LIDSTRICH ZIEHEN: Wenn Sie mit einem (weichen!) Stift die Augen umranden wollen: Straffen Sie die Lider etwas, indem Sie die Haut mit der Hand etwas nach außen und oben ziehen. Dann zeichnen Sie direkt an den Wimpernansätzen entlang, um die äußeren Augenwinkel herum. Lassen Sie den Lidstrich unten – etwa in der Mitte des Lids – auslaufen. Das sieht nicht so hart aus wie eine ganze Umrahmung. Verwischen Sie den Strich mit einem Wattestäbchen oder einem Pinsel zu einem dunklen Schatten, der nahtlos in die Haut oder den Lidschatten übergeht. Falls Sie flüssigen Lidstrich verwenden: Ziehen Sie die Haut nicht straff wie bei den Stiften. Der Strich wird sonst unsauber. Flüssiger Lidstrich ist nur für das Oberlid gedacht. Wenn Sie den inneren Lidrand unten betonen wollen, sollten Sie einen Kajalstift benutzen, der reizt die Augen sehr selten.

DIE AUGENBRAUEN sind ganz natürlich am schönsten. Bürsten Sie sie nach oben, das genügt eigentlich schon. Störrische Härchen legen sich mit etwas Haarspray auf dem Bürstchen oder mit No-Color-Mascara glatt an. Wenn Sie die Brauen etwas dunkler haben wollen: Bürsten Sie sie mit brauner oder schwarzer Wimperntusche, oder stricheln Sie sie mit einem Stift etwas dunkler. Ungleichmäßig gewachsene Brauen korrigiert Brauenpuder oder ein Stift. Damit werden winzige Härchen auf die fehlenden Stellen gemalt.

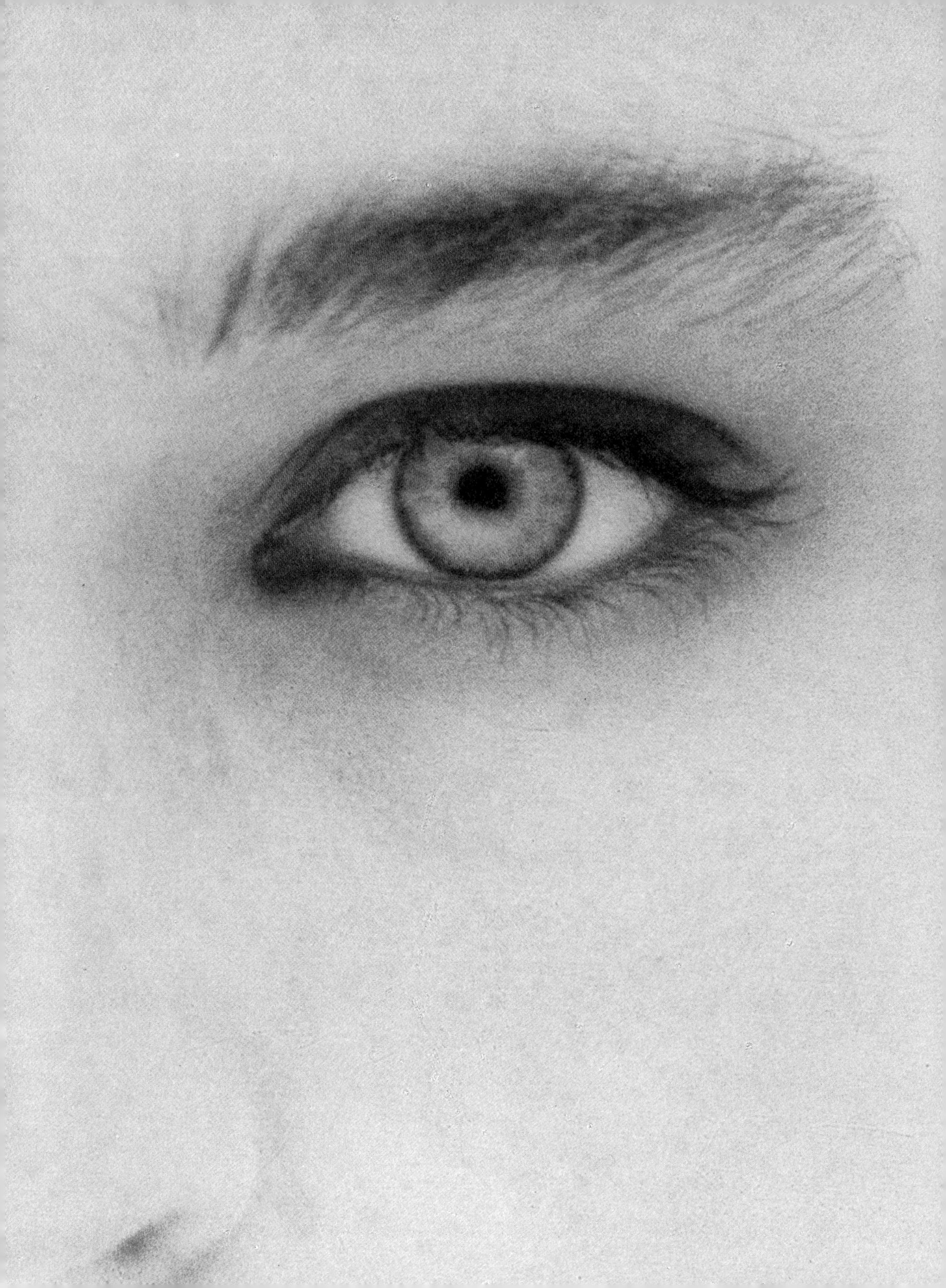

Lippen *schminken* wie ein *Profi*

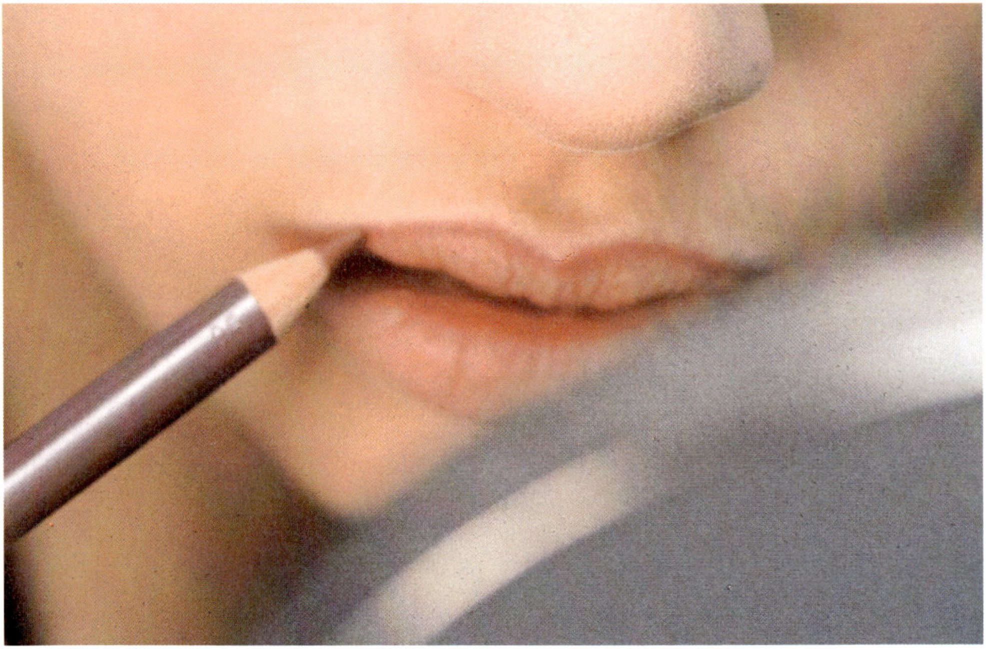

Um einen Mund so perfekt zu schminken, daß er in Großaufnahme abgelichtet werden kann, braucht ein professioneller Schminker mindestens eine halbe Stunde! Nun, Ihre Lippen brauchen nicht der Linse des Fotografen standzuhalten, aber manchmal wollen Sie sich vielleicht die Lippen ganz perfekt schminken?

LIPPENPFLEGE: Auf spröden Lippen kann kein Lippenstift halten – und gleichmäßig wird er auch nicht. Von Natur aus sind die Lippen praktisch fettfrei, denn die Haut besitzt da keine Schweiß- und kaum Talgdrüsen. Was sie feucht hält, ist der Speichel. Bei kaltem oder sehr trockenem Wetter reicht er nicht aus. Wenn die Lippen erst mal spröde geworden sind, nutzt es auch nichts, sie ständig mit der Zunge zu befeuchten. Davon werden sie nur noch rissiger. Nicht nur Pflegestifte, auch ganz normale Lippenstifte schützen durch hohe Anteile an Wachs und Ölen vor dem Austrocknen. Wirkstoffe zur Pflege: Vitamin A und E und Feuchtigkeitsspender. Obwohl Lippenstifte schon durch ihre Farbpigmente Lichtschutz geben, werden heute zusätzlich UV-Filter eingearbeitet.

LIPPENSTIFTE: Kußecht sind sie alle nicht mehr, und das ist auch gut so. Die schwermetallhaltigen Eosin-Farbstoffe, die das möglich machten, stehen inzwischen auf der Verbotsliste der Kosmetik-Verordnung. Heute nimmt man dafür Eisenoxid-Pigmente. Die haften zwar nicht so gut, aber dafür sind sie unbedenklich.

LIPPENPUDER steckt in einem Döschen wie ein Lidschatten und wird mit dem Finger oder einem Lippenpinsel aufgetragen. Er haftet besser als ein normaler Lippenstift, pflegt dafür aber auch nicht so toll. Bisher gibt es nur eine kleine Auswahl an Farben.

LIPGLOSS: Die farblose bis knallrote gelartige Masse wird direkt aus dem Döschen oder mit dem Applikator (wenn sie in einer Patrone verpackt ist) aufgetupft. Die hellen, transparenten Töne mit mehr oder weniger Schimmer sehen sehr natürlich aus.

KONTURENSTIFTE: Ohne sie geht nichts, wenn der Mund perfekt geschminkt sein soll. Kaufen Sie einen, der in etwa Ihrer Lippenstiftfarbe entspricht. Die Kontur selbst soll nicht zu sehen sein, sondern nur für eine saubere Linie um den Mund sorgen.

LIPPEN HALTBAR SCHMINKEN: Tupfen Sie als ersten Schritt Grundierung über die Lippen, dann läuft der Lippenstift nicht so leicht in die Fältchen. Rahmen Sie dann mit dem Konturenstift die Lippen ein: Wenn Sie Ihren Mund etwas größer haben wollen, ziehen Sie die Linie am äußersten Rand der Lippen. Wenn Sie ihn ein bißchen verkleinern wollen, bleiben Sie innen an der natürlichen Linie. Den Lippenstift tragen Sie am besten mit einem harten abgeschrägten Lippenpinsel auf. Damit können Sie auch gleich die Linie des Konturenstiftes verwischen. Nehmen Sie dann ein gefaltetes Papiertuch zwischen die Lippen, und pressen Sie sie zusammen. Dann wird noch einmal Lippenstift aufgetragen – fertig!

ZU DEN FARBEN: Helle, glänzende Lippenstifte lassen die Lippen optisch größer wirken, dunkle Töne machen sie kleiner. Wenn Ihre Zähne einen Stich ins Gelbe haben, sollten Sie Braun- und Pfirsichtöne probieren. Bei allen blaustichigen Lippenstiften wirken die Zähne gelber. Nehmen Sie einen dezenten Ton, wenn Sie ein kräftiges Augen-Make-up haben, das sieht dann nie angemalt aus.

SCHMINKTRICKS: Wenn Ihnen der Lippenstift zu sehr glänzt: Mattieren Sie ihn einfach mit Transparentpuder. Mit getöntem Puder können Sie sogar die Lippenstiftfarbe um Nuancen verändern. Soll der Lippenstift einen ganzen Abend lang halten? Dann nehmen Sie Lidschattenpuder statt Lippenstift. Das darf man nur nicht zu oft machen, Lidschatten kann die Lippen austrocknen. Bei spröden Lippen: Umrahmen Sie den Mund mit einem hellbraunen Konturenstift, und tupfen Sie eine transparente Pflegecreme oder einen Pflegestift auf die Lippen. Die Konturenlinie verwischen Sie mit einem Pinsel. Das macht die Lippen plastischer: Setzen Sie über den Lippenstift etwas Glanzpuder – nur in die Mitte. Sie können Ihren Lippenstift auch transparenter machen: Mischen Sie ihn mit einer Pflegecreme auf dem Handrücken, bevor Sie ihn mit dem Pinsel auftragen.

DER KNALLROTE MUND hat seine eigene Faszination: „Super" oder „grauenvoll", neutrale Meinungen dazu gibt's kaum. Falls Sie eine Schwäche für knallrote Lippenstifte haben: Wie wär's mal mit roten Lippen und ungeschminkten Augen? Das sieht bei heller Haut toll aus. Etwas zum Ausgehen: grau schattierte Lider mit oder ohne schwarzen Lidstrich – und dazu ein knallroter Mund.

Mit dem knallroten Mund haben sich sogar die Psychologen befaßt, so auch die Hamburgerin Dr. Eva Wlodarek: Selbstbewußt und sexy – so möchten die Trägerinnen knallroter Lippenstifte ihrer Meinung nach erscheinen. In der Wahl der Farbe steckt der Wunsch: „Ich will auf keinen Fall übersehen werden!" – und dahinter die Angst, für fade oder unsicher gehalten zu werden. Der rote Lippenstift signalisiert mitreißende Energie: „Seine Trägerin weiß ganz genau, was sie will." Die Wahl der Farbe hat – so die Psychologin – eine doppelte Bedeutung: Lockmittel, für den (Mann), der gefällt; für alle anderen aber bedeutet sie dasselbe wie eine rote Ampel: „Stop!"

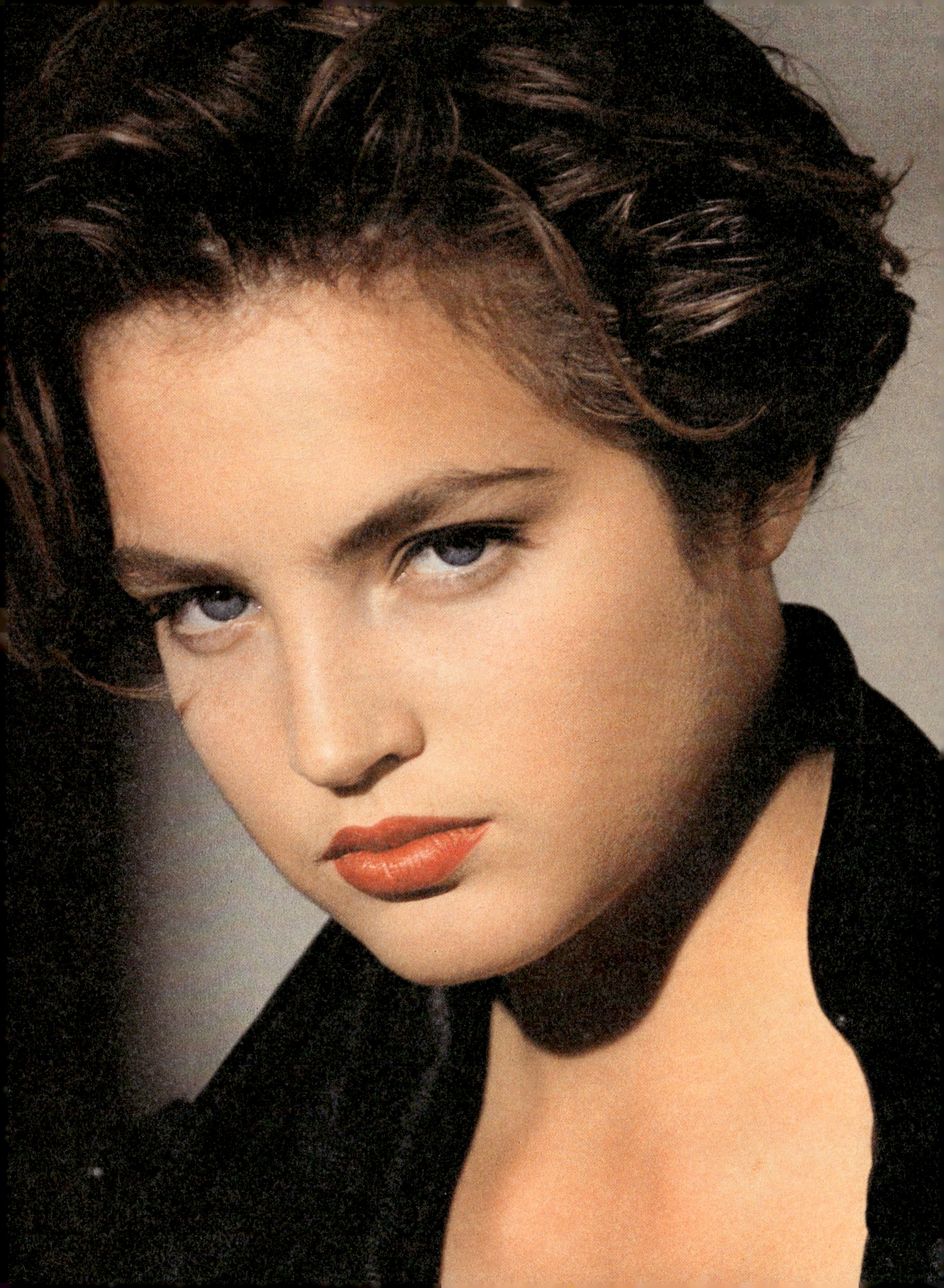

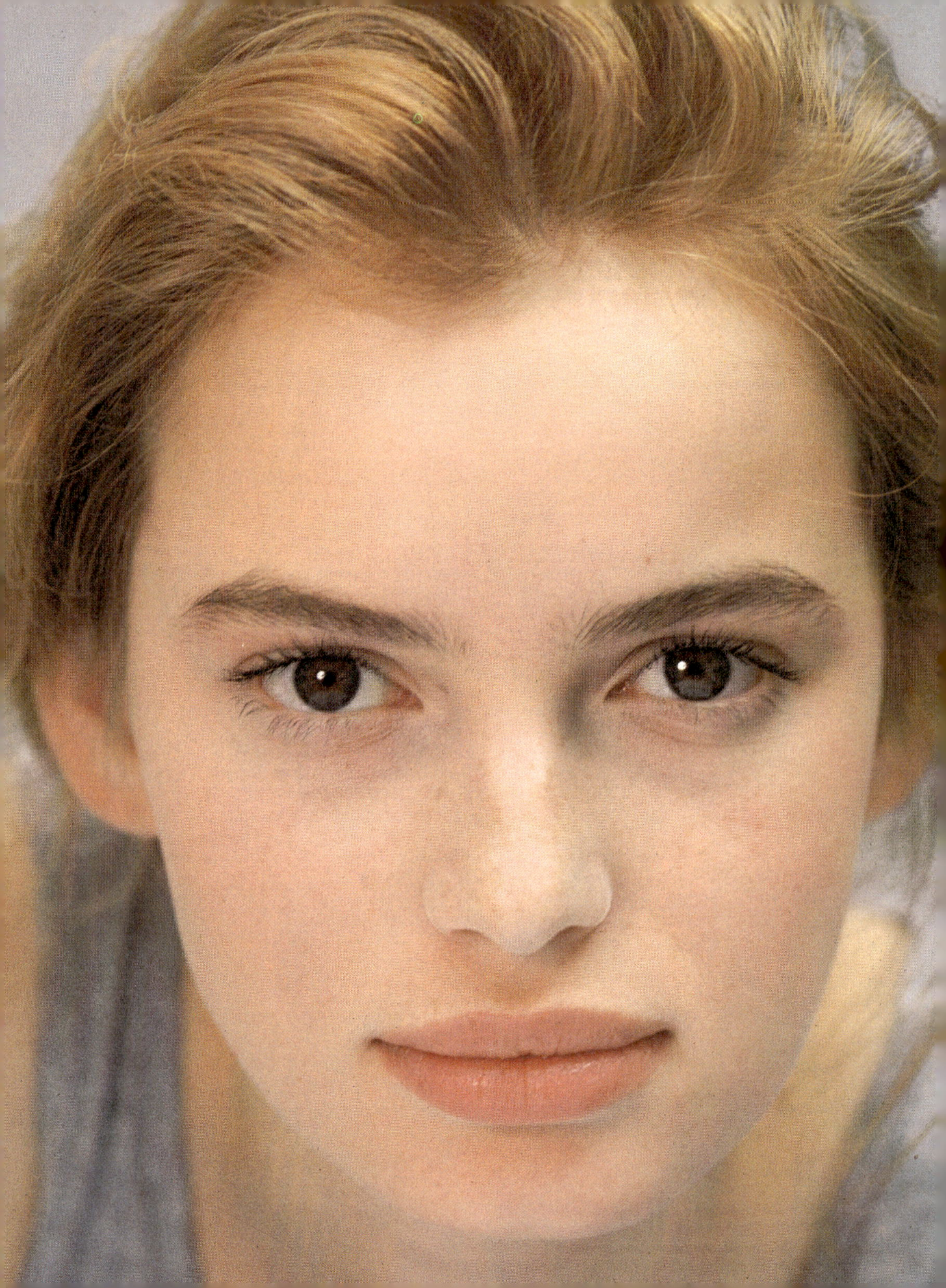

Ein schönes Gesicht – *natürlicher* denn je

Make-up und natürliches Aussehen schließen sich nicht zwangsläufig aus. Was Ihnen wie frischgewaschen von einem Titelbild entgegenlächelt, ist perfekte Schminkkunst: viel Gesicht (und damit Persönlichkeit) und so wenig sichtbare Schminke wie möglich!

NATURFARBEN: Um es gleich klarzustellen, die kommen nicht aus der Naturkosmetik-Ecke. Damit sind alle Lidschatten-, Rouge- und Lippenstiftfarben gemeint, die hautverwandte Töne haben. Die ganze Skala von Beige bis Braun, von Pfirsich bis Ziegelrot gehört dazu. (Sehr dunkle Typen sehen auch mit Grautönen naturbelassen aus.) Naturfarben kann jede Frau verwenden. Wenn sie hauchdünn und transparent aufgetragen werden, machen sie das Gesicht frischer und die Augen strahlender, ohne überhaupt aufzufallen.

DIE HAUT: Beim „unsichtbaren Make-up" kann sie pur bleiben, wenn sie in Ordnung ist. Junge Mädchen mit glatter Haut können sich also das Geld für eine Grundierung sparen. Ein wenig Transparentpuder genügt, damit Nase, Kinn und Stirn nicht glänzen. Sommersprossen liegen voll im Naturtrend – zeigen Sie sie! Wenn Sie sich zu blaß finden: Nehmen Sie ein bräunliches Rouge, und pinseln Sie es auf Wangen und Schläfen. (Das Rouge können Sie gleich noch als Lidschatten verwenden, das sieht Ton in Ton ganz toll aus.) Auch Selbstbräuner (siehe Seite 149) machen einen natürlichen Hautton. Für Problemhaut: Eine gut deckende Grundierung im Hautton ist nicht zu sehen.

DIE AUGEN: Braune Wimperntusche für die Blonden und Braunhaarigen, schwarze für die Dunkelhaarigen, das fällt keinem auf. Ganz toll sehen Rothaarige (mit Wimpern wie Boris Bekker!) ohne jedes Augen-Make-up aus. Wer nicht darauf verzichten will: Die Naturtöne (außen dunkel, innen hell auftragen – wie gehabt) müssen nur sorgfältig verwischt werden – und die Augen strahlen.

DER MUND: Transparente Stifte, Lipgloss, Pflegestifte sehen natürlich aus, mit oder ohne Puder zum Mattieren.

Für den *richtigen Durchblick:* Brillen und Kontaktlinsen

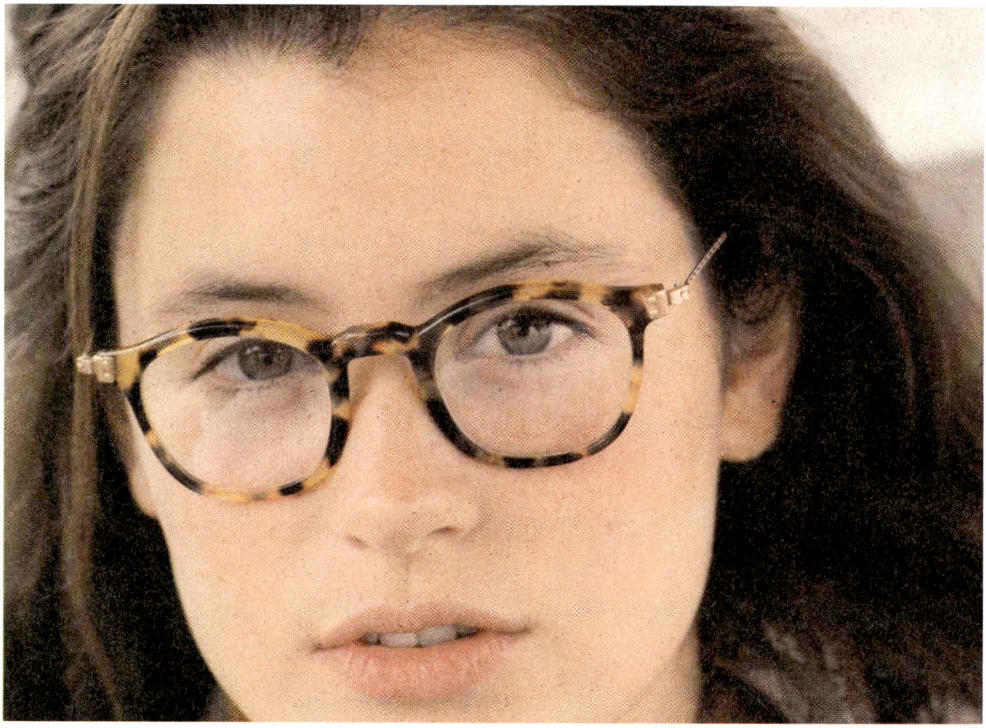

Sind sie nicht toll, die Brillen, die es heute zu kaufen gibt? Seit sich renommierte Modedesigner nicht mehr zu schade sind, ins (sicherlich lukrative) Brillengeschäft einzusteigen, gibt's Fotomodelle, die sogar Brillen mit Fensterglas tragen. Die Sehhilfe hat sich zum modischen Schmuckstück gemausert. Fast die Hälfte aller ständigen Brillenträgerinnen hat nicht nur eine Brille, sondern zwei oder noch mehr. Das ist kein Luxus. Für Autofahrerinnen sollte eine Zweitbrille ohnehin selbstverständlich sein. Und auch zum Abendkleid paßt ja wohl kaum eine sportliche Brille.

WELCHE BRILLE? Denken Sie nicht darüber nach, welche Frisur Sie zu welcher Brille tragen „dürfen“. Kaufen Sie die Brille, die Ihnen gefällt, und tragen Sie die Frisur, die Ihnen steht. Auch darauf, ob Ihr Gesicht rund, herzförmig oder eckig ist, kommt es nicht an. Gehen Sie mit einer (kritischen!) Freundin zum Brillenkauf, zu einem guten Optiker. An der Gestaltung seines Schaufensters können Sie meistens schon erkennen, was Sie von seiner geschmacklichen Beratung erwarten können. Kaufen Sie nur eine Brille, die Ihnen wirklich gefällt und die im großen ganzen zu Ihrer Garderobe paßt. Metallbrillen in Gold oder Silber tun das immer! Wenn Sie sich nicht gleich entscheiden können: Gehen Sie weg, und machen Sie einen zweiten Anlauf. Kompromisse bringen nur Ärger. Sie werden Ihre Brille nie gern tragen.

DAS MATERIAL: Am meisten gekauft werden Kunststoffbrillen, gefolgt von Metallbrillen und einer Kombination aus beiden Materialien. Das, was heute als Schildpattbrillen (das sind die braungefleckten) angeboten wird, ist reiner Kunststoff. Hier funktioniert der Artenschutz! Sie können sich also unbesorgt dafür entscheiden. Alle Brillen haben eins gemeinsam: sie werden immer leichter, man spürt sie kaum noch. Eine gut angepaßte Brille darf keine Druckstellen auf der Nase hinterlassen. Auch die Pads an Metallbrillen sind ganz weich geworden. Das sind die kleinen Plättchen, die auf der Nase aufliegen. Speziell gebogene Bügel sorgen für guten Sitz bei Sportbrillen, die manchmal sogar flexible Nasenstege haben und schweißaufsaugende Auflagen. Wer das Geld für eine extra Sonnenbrille sparen will, kann Brillen kaufen mit deckungsgleichen Sonnengläsern zum Aufstecken. Wenn Ihnen die Kunststoffrahmen, die es in allen erdenklichen Farben und Farbkombinationen gibt, nicht ausreichen, wenn Sie den Metallbrillen aus Stahl, schwarz, vergoldet oder farbig nichts abgewinnen können: Ein guter Optiker kann Ihnen jeden Extrawunsch erfüllen (gegen Aufpreis).

ZU DEN PREISEN: Bei den Gestellen, zu denen Sie nichts dazuzahlen müssen, gibt's inzwischen eine richtig große Auswahl – von bunten Kunststoffbrillen bis zu Metallbrillen. (Leider finden Sie die Kostenlosen nicht bei jedem Optiker.) Alles, was darüber hinausgeht, ist teuer, nicht nur die Designerbrillen. Die gesetzlichen Krankenkassen zahlen zum Gestell gerade 20 Mark, zu den Gläsern etwa 80 Mark dazu. Da ist es fast nicht zu schaffen, eine schicke Brille zu bekommen, ohne kräftig zuzuzahlen. Es lohnt sich auf jeden Fall, Preisvergleiche zu machen, denn das gleiche Gestell kann für 240 Mark und 600 Mark angeboten werden, je nach Optiker. Noch ein Tip: Designerbrillen werden oft kopiert. Das ist zwar nicht die feine Art, aber Sie können davon profitieren: ein Beinah-Montana zum halben Preis.

GLAS ODER KUNSTSTOFF? Kunststoffgläser in der Brille sind leichter als Glas, und sie zerbrechen nicht so schnell. Wenn sie mit einer Spezialbeschichtung gehärtet sind, können sie auch nicht mehr so leicht zerkratzen – ihr großer Nachteil Glas gegenüber. Dick müssen Gläser nicht mehr sein, auch nicht bei hoher Fehlsichtigkeit. Durch ein Spezialverfahren kann man heute Brillengläser bis zu 60 Prozent dünner schleifen. Das funktioniert bei Glas und Kunststoff, bei Minus- und Plusgläsern. Und hat natürlich seinen Preis! Seh- und Sonnenbrillen in einem sind Brillen mit adaptierenden Gläsern; sie werden von allein dunkler, je heller das Licht ist. Ihr Nachteil: Wenn Sie vom Hellen ins Dunkle kommen, schauen Sie eine ganze Weile durch eine Sonnenbrille, bis die Gläser wieder farblos geworden sind. Beim Autofahren können adaptierende Gläser gefährlich sein, wenn Sie in einen Tunnel fahren zum Beispiel. Getönte Gläser sind angenehm für alle, die am Bildschirm oder bei künstlichem Licht arbeiten. Glas läßt sich nur braun, grün, blau oder grau einfärben, Kunststoff in jeder gewünschten Farbe und auch zweifarbig. Bleibt zu überlegen, ob Sie Ihre Augen ständig verstecken wollen . . . Entspiegelte Gläser sorgen für klare Sicht. Normales Glas reflektiert das Licht. Niemand kann dann Ihre Augen sehen, und beim Autofahren werden Sie geblendet. Es gibt einfache, mittlere und Super-Entspiegelung. Das schlägt sich im Preis nieder. Sonnengläser müssen Sie leider immer selbst bezahlen, es sei denn, der Augenarzt hat Ihnen ausdrücklich welche verschrieben.

BRILLENPFLEGE: Es gibt zwar wunderbare Tücher, um die Brille sauberzureiben, aber es tut ihr richtig gut, wenn sie ab und zu mit warmem Wasser und etwas Spülmittel gewaschen wird. Kostenlos macht Ihnen der Optiker auch von Zeit zu Zeit eine Ultraschall-Reinigung. Legen Sie die Brille immer auf den Bügeln ab und nicht auf den Gläsern! Das zerkratzt sie unnötig. Transportieren Sie das wertvolle Stück immer in einer (festen!) Hülle. Brillen können verbiegen, und dann sitzen sie nicht mehr.

BRILLEN AUS DEM KAUFHAUS: Warum nicht, wenn es die gibt, die Sie brauchen. Das sollte vorher der Augenarzt festgestellt haben. Als Fertigbrillen gibt es aber nur Lesebrillen! Kurzsichtigen kann da nicht geholfen werden, und auch niemandem, der an einer Hornhautverkrümmung leidet.

VERSANDHAUSBRILLEN: Auch viele Versandhäuser bieten Brillen an: Rezept einschicken, und die Brille kommt per Post ins Haus. Augenärzte sind davon gar nicht begeistert. Eine Brille, die nicht perfekt angepaßt ist, kann Probleme machen. Nicht umsonst mißt der Optiker auch den Abstand der Pupillen, wenn er eine Brille anfertigt.

KONTAKTLINSEN: Wer viel Sport treibt, ist mit Kontaktlinsen besser dran als mit einer Brille. Ideal sind sie für alle, die sehr schlecht sehen: Ab plus oder minus acht Dioptrien verschreibt sie der Augenarzt, und die Kassen bezahlen sie dann auch. Ebenso, wenn die Augen sehr unterschiedlich sind und um mehr als zwei Dioptrien variieren. Die Vorteile von Linsen: sie engen – im Gegensatz zur Brille – das Gesichtsfeld nicht ein, und sie können nicht beschlagen. Jeder kann sie tragen: Sogar Babys gucken schon durch die Linse. Ihre Nachteile: Man muß sich an die Linsen gewöhnen (ob das klappt, hängt von der Zusammensetzung Ihrer Tränenflüssigkeit ab). Sie müssen penibel gepflegt werden, weil sie sonst die Hornhaut schädigen können. Linsenträgerinnen müssen regelmäßig zur Kontrolle zum Augenarzt oder zum Optiker.

WEICHE LINSEN: Sie sitzen zentral auf dem Auge und rutschen nicht auf der Hornhaut hin und her. Das Fremdkörpergefühl im Auge ist weitaus geringer als bei harten Linsen. Die meisten Menschen gewöhnen sich rasch an weiche Linsen. Weil sie sich aber der Krümmung des Auges anschmiegen und so fest sitzen, daß sie nicht von Tränenflüssigkeit unterspült werden können, trocknet die Hornhaut schnell aus. Das kann sie schädigen. Außerdem sind weiche Linsen durchlässig für Bakterien. Weiche Linsen müssen daher besonders sorgfältig gepflegt werden.

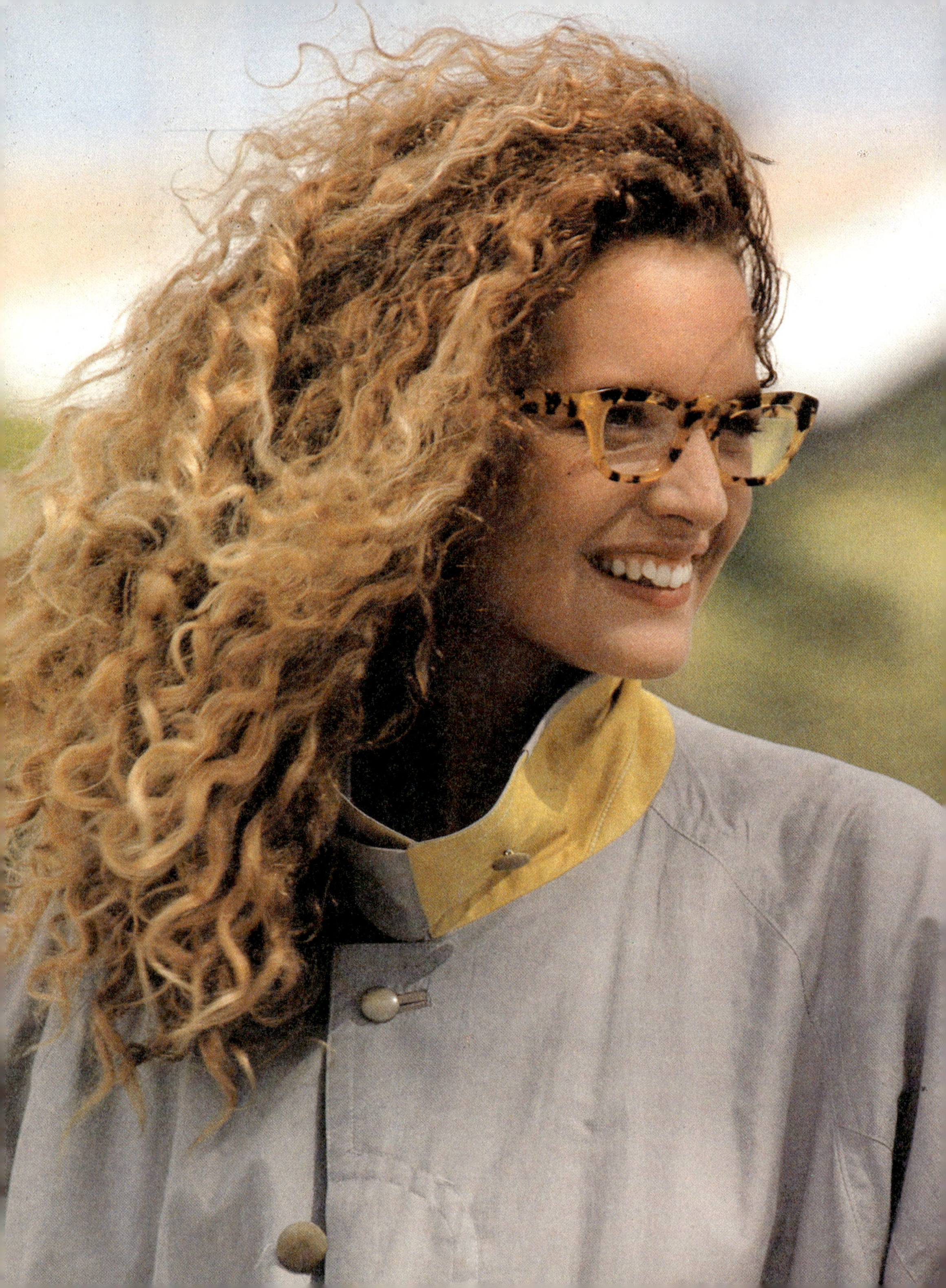

HARTE LINSEN: Sie schwimmen auf dem Auge und belasten deshalb die Hornhaut weniger als weiche. Sie halten auch länger als weiche Linsen. Aber: Die Eingewöhnungszeit ist lang, und viele kommen mit dem Fremdkörpereffekt im Auge nicht zurecht.

STABIL-FLEXIBLE LINSEN (auch halbharte oder halbweiche genannt): Sie lassen, wie weiche Linsen, Sauerstoff durch, schwimmen aber, wie die harten, auf einem Tränenflüssigkeitsfilm.

FARBIGE LINSEN: Da gibt's einmal getönte Linsen, die die eigene Augenfarbe intensivieren. Besonders helle Augen werden damit dunkler und leuchtender. Ein anderer Linsentyp kann die Augenfarbe komplett ändern: Aus braunen Augen werden strahlend blaue. Farbige Linsen gibt's auch ohne Schliff, für Menschen, die gut sehen, aber ihre Augenfarbe nicht mögen.

WEGWERFLINSEN: Sie sind weich, extrem dünn, klein und flexibel. Sie werden eine Woche lang getragen, je nach Hersteller durchgehend auch nachts. Wegen der kurzen Tragezeit ist die Verschmutzungsgefahr durch Bakterien geringer als bei Langzeitlinsen. Wegwerflinsen gibt's nur im Bereich von minus 6,00 bis plus 4,00.

ACHTUNG: Auch bei Kontaktlinsen lohnt sich der Preisvergleich!

MAKE-UP: Hinter Gläsern für Kurzsichtige sehen die Augen kleiner aus. Nehmen Sie hellen Lidschatten, helle Kajalstifte und viel schwarze Wimperntusche. Das vergrößert die Augen optisch. Weitsichtige Augen wirken größer hinter der Brille. Dunkle Lidschatten, dunkles Kajal und wenig Wimperntusche (besser: gefärbte Wimpern!) machen die Augen etwas kleiner. Beim Schminken hilft in beiden Fällen ein Vergrößerungsspiegel. Kontaktlinsen werden vor dem Schminken eingesetzt, damit sie nicht mit Make-up in Berührung kommen. Verwenden Sie statt Puderlidschatten Stifte oder einen cremigen Lidschatten, die stauben nicht. Wasserfeste Wimperntusche ist am besten für Kontaktlinsenträgerinnen, es gibt aber auch viele, die mit normalem Mascara gut klarkommen. Vorsicht mit Kajal im inneren Lidrand. Malen Sie nur außen. Die Farbe gerät zu leicht ins Auge und verschmiert die Linse.

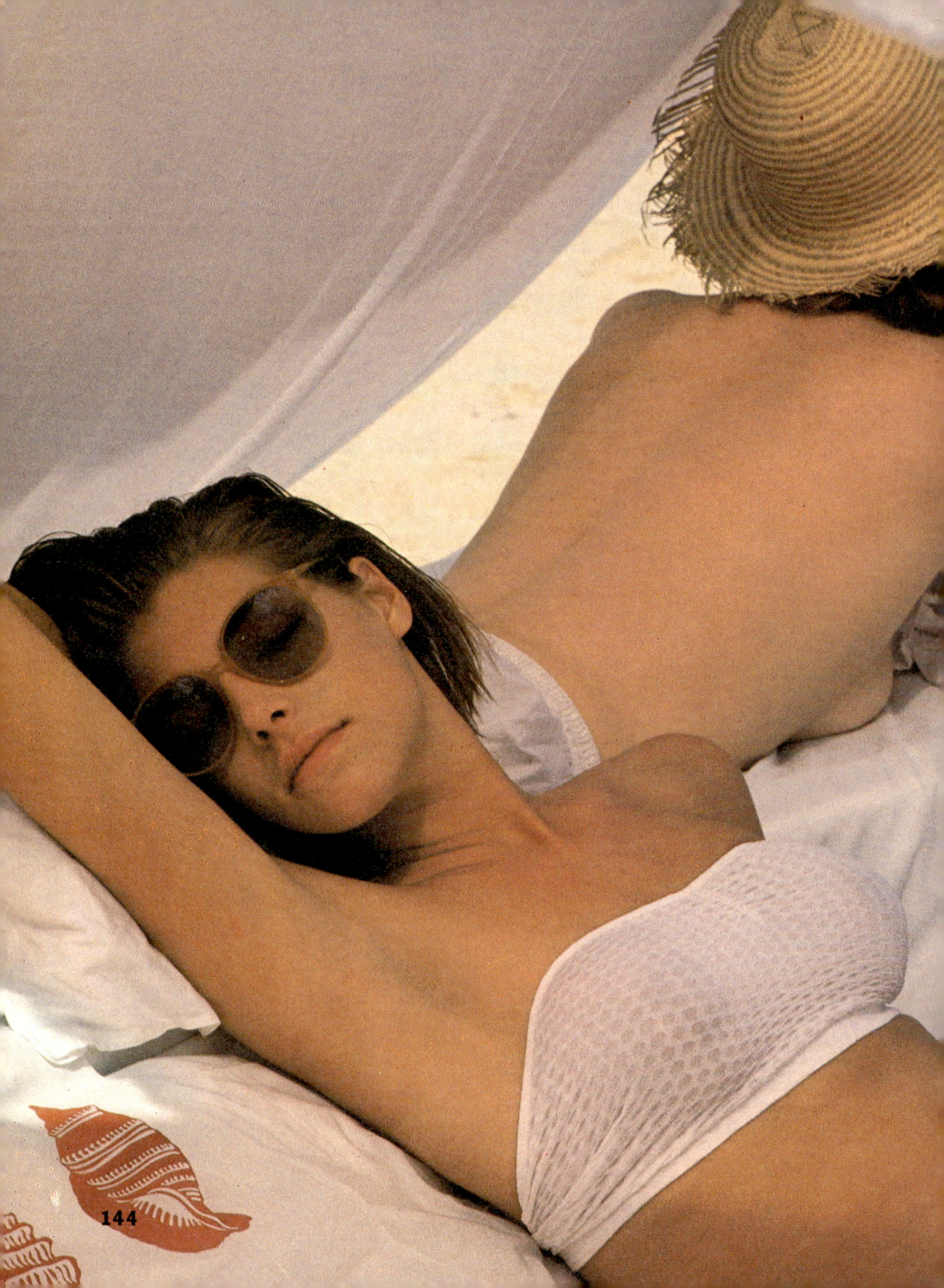

SONNE 9

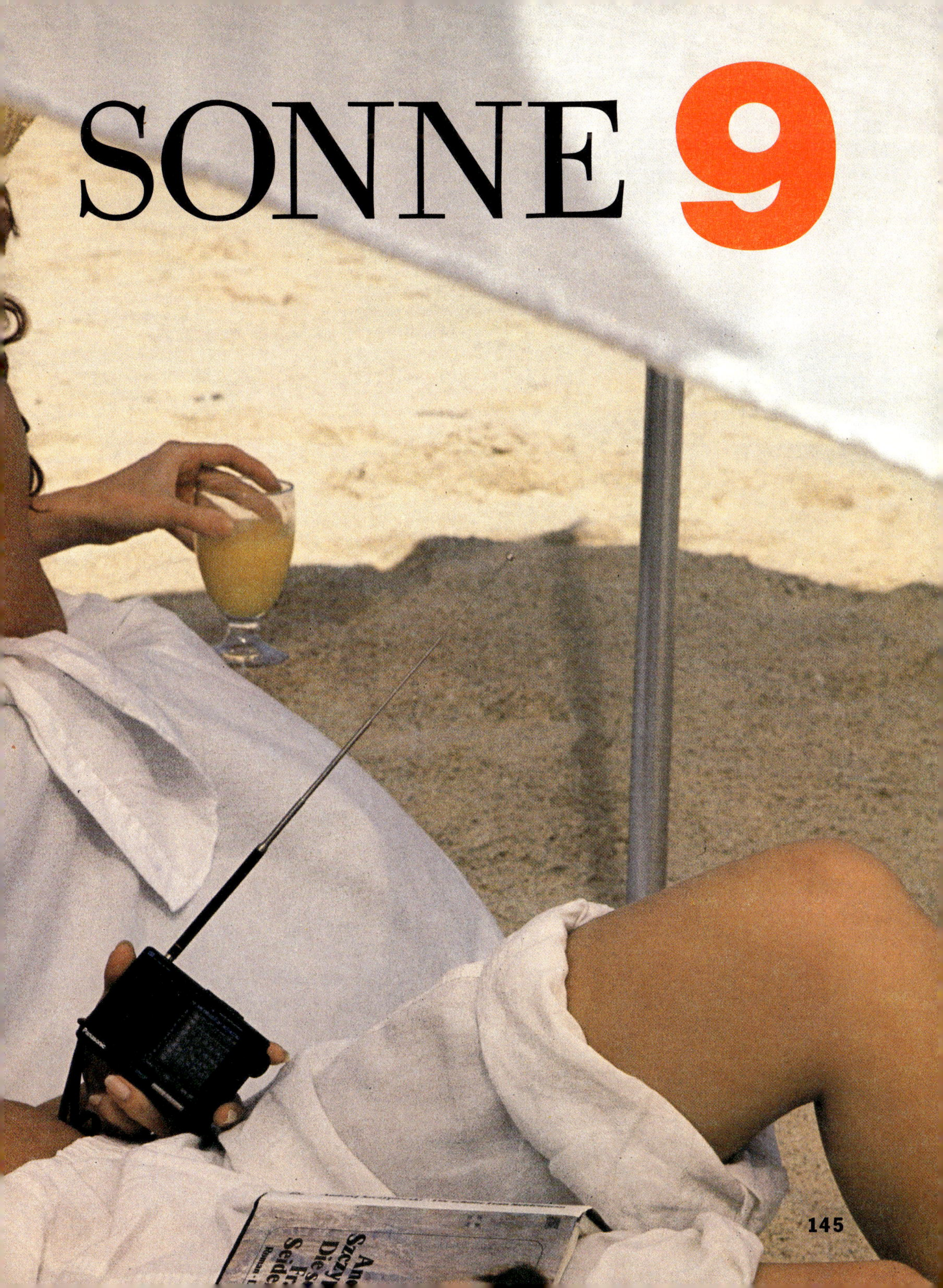

Die Sonne hat viele *Schattenseiten*

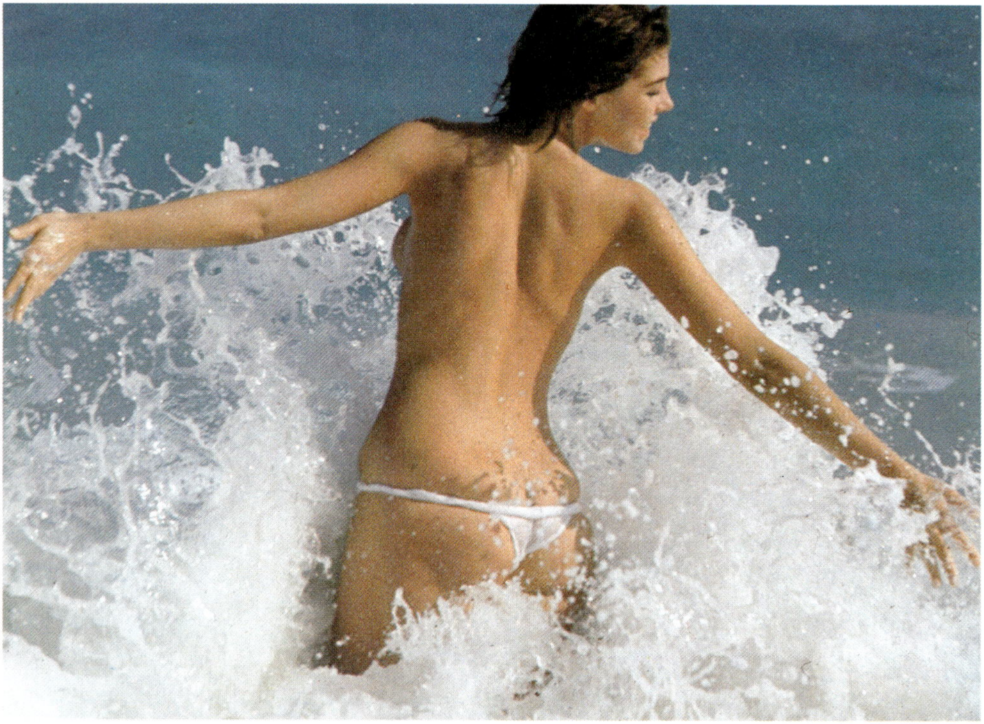

Fry now, pay later (grille jetzt, bezahle später) – so heißt der Slogan einer Anti-Sonnen-Kampagne in den USA. Was damit gemeint ist? Was aus einer knakkig braunen jungen Haut nach 20 Jahren werden kann: eine lichtgeschädigte, vorzeitig gealterte Haut mit tiefen Falten, Knitterfältchen, erweiterten Äderchen, Pigmentstörungen (Altersflecken) und – wenn Sie Pech gehabt haben – mit Knoten und Knötchen, Vorstufen zum Hautkrebs. Damit zahlt die Haut zurück, was ihr jahrelang angetan wurde. Sie vergißt keinen Sonnenstrahl, sondern speichert jedes Zuviel wie ein Computer. Sind die Sonnenschäden erst einmal da, sind sie kaum noch zu reparieren. Die UVB-Strahlen, die so schön braun machen, schädigen die Kernsäure. Zwar haben die Zellen einen eigenen Repairmechanismus, der diese Schäden wieder beheben kann. Nicht immer aber gelingt diese Reparatur, und wenn die Haut mit der Heilung nicht mehr nachkommt, können sich die angegriffenen Zellen zu Hautkrebs verändern. Das können Sie verhindern, denn Sie entscheiden ja, wieviel Sonne Sie an Ihre Haut lassen. Wer eine schöne Haut behalten möchte, begnügt sich mit einer zarten Tönung. Mehr können Hellhäutige, die am gefährdetsten sind, ohnehin kaum erreichen.

KENNEN SIE IHREN SONNENTYP?

Typ 1: Dazu gehören alle, die helle Haut und viele Sommersprossen haben. Die Haare sind rötlich-blond, die Augen blau oder grün, die Brustwarzen auffallend hell. Zu diesem Typ gehören ungefähr zwei Prozent der Mitteleuropäer. Sie werden nicht braun und kriegen ungeschützt in der Sonne nach etwa 10 bis 15 Minuten einen Sonnenbrand.

Typ 2: Das sind die Hellhäutigen mit blonden Haaren, blauen Augen, hellen Brustwarzen und einer Neigung zu Sommersprossen. Nach 20 Minuten ist der Sonnenbrand fällig, wenn die Haut nicht geschützt ist. Sie bräunt auch nur mäßig. Zu diesem Typ gehören rund zwölf Prozent der Mitteleuropäer.

Typ 3: Dazu zählen rund 78 Prozent der Mitteleuropäer. Sie haben helle Haut ohne Sommersprossen, dunkelblonde bis braune Haare und braune Brustwarzen. Bei ungeschützter Haut kommt der Sonnenbrand nach 30 Minuten. Die Haut bräunt mittelprächtig gut.

Typ 4: Zu erkennen an seiner stets hellbraunen Haut, den dunklen Haaren und den dunkelbraunen Brustwarzen. Diese acht Prozent werden rasch und anhaltend braun, der Sonnenbrand bei ungeschützter Haut ist erst nach 45 bis 60 Minuten fällig.

Diese Eigenschutzzeit der Haut verlängert sich, wenn sie sich an die Sonne gewöhnt hat, denn dann baut die Haut ihr eigenes Schutzsystem auf: Die Hornschicht verdickt sich zur sogenannten Lichtschwiele. Die Haut bildet Melanin, sie wird braun als Schutz gegen die UV-Strahlen. Ihren natürlichen Sonnenschutz kann die Haut aber nur dann ohne die Gefahr von irreparablen Spätschäden aufbauen, wenn sie ganz langsam – und weit entfernt von einem Sonnenbrand – an die Sonne gewöhnt wird. Nach drei Wochen ist ihr Eigenschutz so weit ausgebildet, daß die Lichtschwiele vergleichbar mit Lichtschutzfaktor 4, die Bräunung mit Lichtschutzfaktor 10 schützt. Wer helle Haut hat, muß immer vorsichtig mit der Sonne umgehen, weil die Haut nicht genug eigene Schutzmechanismen ausbilden kann.

UVB- UND UVA-STRAHLEN. Beide sind ultraviolette Strahlen, die auf der Haut aber unterschiedlich wirken. UVB – die kurzwelligen Strahlen – sorgen zwar für die Lichtschwiele und schützendes Melanin in der Haut, sie sind aber auch für den Hautkrebs verantwortlich. Sie dringen nicht so tief in die Haut ein wie die längerwelligen UVA-Strahlen, die die kollagenen und elastischen Fasern der Haut schädigen. Die Haut altert vorzeitig. UVA trägt auch seinen Teil zum Hautkrebs bei.

SONNENSCHUTZ MUSS SEIN: Die ungeschützte Haut hält den UV-Strahlen der Sonne je nach Hauttyp allerhöchstens eine Stunde stand, ohne einen Sonnenbrand zu bekommen. Darum braucht sie einen Sonnenschutz, sobald Sie in die Sonne gehen. Sonnenschutzmittel helfen Lichtschäden vorzubeugen, und sie verlängern Ihren Spaß am Sonnenbaden. Sonnenschutzmittel enthalten Lichtschutzfilter, die entweder aus chemischen Substanzen oder winzigen Pigmenten bestehen. Die chemischen Filter schlucken die gefährliche ultraviolette Strahlung und neutralisieren ihre Energie. Pigmente reflektieren die Strahlen. Es gibt rund 30 verschiedene Filtersubstanzen. In vielen Sonnenschutzmitteln werden gleich mehrere Filter eingesetzt, um UVA- und UVB-Strahlen abzufangen. Das sind dann Breitbandfilter. In welchem Maß die Filter wirken, gibt der Lichtschutzfaktor (LSF) an. LSF 3 bedeutet zum Beispiel, daß Sie dreimal länger in der Sonne bleiben können, als Ihnen die Eigenschutzzeit (siehe Hauttyp) vorschreibt. Wenn Sie also ohne Creme nach 15 Minuten einen Sonnenbrand bekommen, verlängert sich diese Zeit mit Creme auf 45 Minuten. (Gehen Sie aber lieber schon nach einer halben Stunde in den Schatten!) Amerikanische Sonnenprodukte weisen den „sun protecting factor“ (SPF) aus. Der wird anders gemessen als der Lichtschutzfaktor. Halbieren Sie den SPF, dann haben Sie ungefähr unseren LSF. Beginnen Sie beim Sonnen mit einem hohen Lichtschutzfaktor (mindestens 10, besser 15), damit die Haut langsam ihren natürlichen Schutz aufbauen kann. Wenn die Bräunung einsetzt, können Sie – je nach Hauttyp – auf niedrigere Faktoren umsteigen.

SONNENSCHUTZPRODUKTE: Billige und teure Cremes können die Haut gleich gut schützen. Wichtig ist der Lichtschutzfaktor. Dabei gilt: Lieber einen etwas höheren wählen – auch wenn die Mittel mit dem höheren Lichtschutzfaktor teurer sind, weil ihre Herstellung aufwendiger ist.

SONNENMILCH/SONNENCREMES: Ob Lotion, Milch oder Creme als Basis – alle gibt es mit Lichtschutzfaktoren bis zu 20. Milch läßt sich besser auf der Haut verteilen als Creme. Die dagegen hat mehr Fett, was trockener Haut guttut. Außer Sonnenschutz, Fett und Feuchtigkeit, die die Haut vor dem Austrocknen bewahren, enthalten Milch und Cremes auch Konservierungsstoffe. Wer empfindlich auf Sonnenprodukte reagiert, sollte nur solche kaufen, auf denen alle Inhaltsstoffe deklariert sind. Dann kann der Hautarzt herausfinden, ob zum Beispiel die Konservierungsstoffe, die Emulgatoren oder auch die Lichtschutzfilter die Übeltäter sind. Sonnenprodukte mit Vitamin E halten die Freien Radikale, die gesunde Zellen attackieren, in Schach. Dazu muß aber wenigstens 1 Prozent Vitamin E im Sonnenschutzmittel sein. Auch wasserfeste Produkte müssen nach dem Schwimmen erneut aufgetragen werden, denn ein Teil davon bleibt im Wasser. Und: Wasser absorbiert nur einen Teil der ultravioletten Strahlen, Sie können sich uneingecremt auch beim Schwimmen einen kräftigen Sonnenbrand holen.

SONNENÖL bietet kaum Schutz gegen UV-Strahlen; aus technischen Gründen läßt sich höchstens ein Lichtschutzfaktor 3 einarbeiten. Es sollte nur bei sonnengewöhnter Haut benutzt werden von denen, die ohnehin schnell braun werden. Tropicals sind Öle oder Emulsionen ohne jeden Lichtschutz, die die Haut durch Fett und Feuchtigkeit nur vor dem Austrocknen bewahren.

SONNENGELS: Ob Sie statt Sonnenmilch ein fetthaltiges Gel benutzen wollen, ist Geschmackssache. Wenn Sie aber die sogenannte Mallorca-Akne (eine spezielle Sonnenallergie) erwischt hat, müssen Sie ein fettfreies Gel benutzen. Die Allergie äußert sich durch rote, jukkende Pickel auf dem Dekolleté, den

Armen und dem Hals. Wichtig: Auch die übliche Hautpflege muß auf fettfrei umgestellt werden! Ganz neu ist ein wirksames fetthaltiges Gel ohne Emulgator für Haut mit Mallorca-Akne.

VORBRÄUNER: Die sogenannten Pretan-Produkte sollen innerhalb von wenigen Stunden den Bräunungsvorgang in der Haut beschleunigen. Sie enthalten meistens Tyrosin, eine Vorstufe des Melanin, manchmal aber auch Psoralene, die Allergien auslösen können. Tyrosin schadet nicht – ob es hilft, ist umstritten. Produkte mit der Citrusessenz Psoralen (man riecht's) sollten gar nicht erst benutzt werden.

SUN-BLOCKER: Sie halten nicht ganz, was der Name verspricht. Trotz ihres extrem hohen Lichtschutzes lassen sie immer noch etwas Strahlung durch. Sie enthalten oft stark deckende Substanzen, mit denen sie die Haut soweit wie möglich schützen – und das ist nötig bei extremen Lichtverhältnissen, im Hochgebirge zum Beispiel.

SELBSTBRÄUNER: Die machen ohne jedes Sonnenlicht braun – und sind nach Meinung vieler Dermatologen ohnehin die gesündeste Art, braun zu werden. Die Cremes und Lotionen lassen sich inzwischen so gut verteilen, daß die Haut nicht fleckig wird. Sie färben nur die obere Hornschicht ein, drei bis fünf Stunden nach dem Auftragen wird die Haut braun. Das hält mindestens drei Tage lang vor. Selbstbräuner enthalten so viel Pflegestoffe, daß sie durchaus eine Tagescreme ersetzen können. Ihre Färbewirkung läßt allerdings mit der Zeit nach. Es hat wenig Sinn, sie monatelang unbenutzt liegenzulassen. Selbstbräuner enthalten keinen Lichtschutz, sie werden aber manchmal Sonnenschutzprodukten zugesetzt, damit die Haut schneller braun aussieht.

AFTER-SUN-PRODUKTE: Sie werden nach dem Sonnenbad auf die gereinigte Haut aufgetragen und geben ihr das wieder, was sie jetzt dringend braucht: Fett und Feuchtigkeit. Am besten tragen Sie die After-Sun-Produkte vor dem Schlafengehen noch einmal auf die Haut auf. Viele von ihnen enthalten außer hochwertigen Pflegestoffen zur Rettung der Haut auch entzündungshemmende Bestandteile, die die sonnenstrapazierte Haut beruhigen.

SONNENSCHUTZ FÜRS HAAR: Der ist dann angebracht, wenn Sie Urlaub am Meer machen (weil Salzwasser plus Sonne die Haare richtig strohig machen kann); wenn Sie eine Dauerwelle oder gefärbtes Haar haben; wenn Sie keinen Wert auf natürlich aufgehellte Deckhaare legen. Die Sonnenprodukte fürs Haar haben bis zu 4,5 Prozent Lichtschutzfilter, über den Lichtschutzfaktor sagt das aber leider gar nichts aus. Es gibt Sprays, Gel und Öl, zum Teil wasserfest, auch After-Sun-Shampoos, die besonders mild sind, und After-Sun-Kuren. Der beste Sonnenschutz fürs Haar ist und bleibt der Sonnenhut!

SONNENBRILLEN: Ohne Brille in die Sonne blinzeln – das macht Falten und kann die Netzhaut gefährden. 50 bis 90 Prozent des Sonnenlichts soll eine gute Brille absorbieren und gegen UVA- und UVB-Strahlen schützen. Ob Glas oder Kunststoff für die Gläser genommen wird, ist egal, Hauptsache, die Brille verzerrt nicht. Das können Sie leicht selbst testen: Lassen Sie die Gläser vor einem Fensterkreuz kreisen. Da dürfen die senkrechten und waagerechten Balken nicht wackeln. Spiegelbrillen sehen zwar witzig aus, zerkratzen aber rasch. Dann gehören sie in den Mülleimer, denn Kratzer irritieren die Augen.

Tips für den Urlaub

Sonnenprodukte werden 45 Minuten vor dem Gang zum Strand aufgetragen, so lange brauchen sie, um ihre volle Wirkung zu entfalten. Bleiben Sie um Himmels willen zwischen 11 und 14 Uhr im Schatten, da ist die Strahlung der Sonne am gefährlichsten. Nach dem Schwimmen muß der Sonnenschutz neu aufgetragen werden – ohne daß sich dadurch die erlaubte Bräunungszeit verlängert! Wer viel im Wasser rumtobt, sollte unbedingt ein wasserfestes Sonnenschutzmittel nehmen. Auch das muß nach dem Abtrocknen neu aufgetragen werden. Besonders gefährdete Stellen wie Nasenrücken, Lippen, Nacken und Hände, eventuell auch die Brustwarzen mit Sunblocker abdecken. Ob Sie schwitzen oder aus dem Wasser kommen: Trocknen Sie sich gründlich ab, denn feuchte Haut ist empfindlicher gegen UV-Licht. Surfen und Segeln belastet die Haut enorm, weil zur Sonne auch noch die Reflexion des Wassers und der Fahrtwind kommen. Doppelt dick mit hohem Lichtschutzfaktor (gibt's fettfrei fürs Surfbrett!) eincremen. Beim Skilaufen wird die Haut von Sonne, Wind und Kälte attackiert, also eine fetthaltige Sonnencreme mit hohem Lichtschutzfaktor nehmen. Der Schnee reflektiert ungefähr 80 Prozent der UV-Strahlen!

Solarien: *Bräune* aus der *Steckdose?*

Die Sonne ist also mit Vorsicht zu genießen. Aber wie steht's mit den Solarien? Da wird damit geworben, künstliche Sonne sei gesünder als die natürliche, weil die gefährlichen, für den Hautkrebs verantwortlichen UVB-Strahlen einfach herausgefiltert würden. Man bräunt mit den angeblich ungefährlichen UVA-Strahlen – und die müssen dann erheblich kräftiger dosiert werden, damit die Haut überhaupt braun wird. Aber: UVA-Strahlen sind verantwortlich für die vorzeitige Hautalterung; sie schädigen das Bindegewebe und schwächen die körpereigenen Abwehrkräfte. Und auch UVA-Strahlen können – nach neuesten Untersuchungen – Hautkrebs verursachen. Das Bundesgesundheitsamt geht zwar nicht so weit, Solarien einfach zu verbieten. Immerhin macht es darauf aufmerksam, daß Solarien bei nicht sachgemäßer Anwendung Sonnenbrand, Augenentzündungen, Hautreizungen, vorzeitige Hautalterung hervorrufen und das Hautkrebsrisiko erhöhen können. Die Empfehlung des Bundesgesundheitsamts: Nicht mehr als 50 Sonnenbäder pro Jahr, natürliche und künstliche zusammengenommen. Der Staat nimmt Ihnen in puncto Solarien die Verantwortung für Ihre Gesundheit nicht ab, Sie müssen selber denken und handeln. Glauben Sie also der Solarien-Werbung die oft genannten „gesundheitlichen Gründe" nicht. Ein normaler Mensch muß in unseren Breitengraden nicht auf die Sonnenbank. Wir haben genug Sonne bzw. UVB-Strahlen im normalen Tageslicht, um nicht an Vitamin-D-Mangel zu leiden. Sinnvoll ist die Sonnenbank bei der Behandlung von Schuppenflechte und Neurodermitis. Aber dann verschreibt der Arzt die Bestrahlungen und kontrolliert sie. Auch depressive Menschen, die unter der dunklen Jahreszeit leiden, werden von manchem Arzt ins Solarium geschickt. Da würde aber auch kräftige, taghelle Beleuchtung helfen – wie Tests auf Island erwiesen haben.

RISIKEN: Weil die UVA-Strahlen die körpereigenen Abwehrkräfte herabsetzen, kommt es immer wieder vor, daß Solarien-Besucher sich Pilz-Infektionen einhandeln. Das liegt an der mangelnden Desinfektion, besonders in Selbstbedienungs-Studios, wo der Kunde die Desinfektionsmittel selbst auf die Liege auftragen muß. Nur eins der angebotenen Produkte zerstört in knapp einer Minute Bakterien, Hautpilze und Viren. Die meisten Mittel wirken frühestens nach 15 Minuten. Das nutzt gar nichts, denn da hat in der Regel längst schon der nächste Bräunungssüchtige Platz genommen.

Es kann auch passieren, daß Sie für Ihr Geld noch nicht einmal braun werden. Die Röhren verlieren nach einer bestimmten Betriebsdauer ihre Wirkung (nach etwa 400 bis 450 Stunden). Dagegen können Sie nichts machen, denn bis jetzt muß kein Besitzer eines Sonnenstudios seine Geräte mit Betriebsstundenzählern versehen. Ganz unklar ist, was passiert, wenn der Filter alt oder minderwertig ist. Es gibt keine Daten darüber, ob sich die Strahlung negativ verändert oder nicht.

Wenn Sie's nicht lassen können

Sie nehmen alles in Kauf für die braune Haut: das Hautkrebsrisiko, die frühen Falten? Gut, dann achten Sie, wenn Sie zur Sonnenbank gehen, wenigstens darauf:

- Verwenden Sie keine Sonnenschutzmittel.
- Tragen Sie unbedingt eine Schutzbrille, damit Linse oder Hornhaut nicht geschädigt werden. Ein Muß ist die Schutzbrille für alle, die an der Linse operiert wurden.
- Entfernen Sie sämtliche Kosmetika vor dem künstlichen Sonnenbad, und zwar Stunden vorher. In Verbindung mit UV-Strahlen können Kosmetika Flecken, Bläschen und Knötchen auf der Haut hervorrufen.
- Wenn Sie regelmäßig Medikamente nehmen (zum Beispiel Psychopharmaka oder Antirheumatika), fragen Sie unbedingt den Arzt, ob Sie die Bestrahlung auch vertragen. Bestimmte Arzneimittel erhöhen die Lichtempfindlichkeit oder lösen lichtbedingte Allergien aus.
- Suchen Sie sofort einen Arzt auf, wenn nach der Bestrahlung Entzündungen, Blasen oder Allergien auftreten.

Schwitzen macht schön: *Sauna* und *Dampfbad*

Nun ist es auch wissenschaftlich belegt: Die Sauna schützt vor Erkältungen! Offensichtlich liegt es an der Wechselwirkung von Kalt und Heiß. In der Wärme der Sauna (um 90 Grad Celsius bei geringer Luftfeuchtigkeit) erweitert sich das arterielle Blutgefäßnetz. Die Hautdurchblutung nimmt zu, die Temperatur der Haut steigt um etwa 10 Grad. Die Folge: Der Stoffwechsel wird angekurbelt und bildet vermehrt Abwehrstoffe. Die Abkühlung wiederum zwingt die Blutgefäße, sich schnell zu verengen: Ein richtiges Gefäßtraining – eben der beste Schutz vor Erkältungen! Weil die Sauna auch die Nierenfunktion anregt, werden verstärkt Gift- und Schlackenstoffe abgebaut. Und auch die Muskeln entspannen sich in der Wärme. Die Haut sieht nach dem Saunabaden besonders schön aus. Warum? Einmal wirkt die Sauna wie ein leichtes Peeling, abgestorbene Hautschüppchen werden entfernt. Außerdem verflüssigt sich durch die starke Hitze der Hauttalg, verstopfte Poren werden geradezu tiefengereinigt. Nach den Saunagängen sieht die Haut rosig aus und ist besonders aufnahmefähig für Cremes und Lotionen. Für normale und fettige Haut genügt eine Körpermilch, für trockene Haut ist ein fetthaltiges Produkt besser! Übrigens: Wenn Sie schon erkältet sind, hilft die Sauna (und auch das Dampfbad) nichts mehr. Als Schlankheitskur ist die Sauna nicht geeignet. Was Sie (bis zu einem Kilo) verlieren, ist Wasser.

Wer erweiterte Äderchen im Gesicht hat, sollte auf alles verzichten, was die Durchblutung der Haut noch stärker anregt, also auch auf Sauna und Dampfbad. Der Sauna steht allerdings nichts mehr im Weg, wenn Sie die erweiterten Äderchen vom Hautarzt entfernen lassen.

Die positiven Wirkungen der Sauna halten etwa eine Woche an. Am besten ist es also, wenn Sie regelmäßig einmal in der Woche in die Sauna gehen. Nehmen Sie sich zwei bis drei Stunden Zeit, und hungrig oder mit vollem Magen sollten Sie sich nicht in die Sauna begeben.

DER WEG DURCH DIE SAUNA:

1. Jeder Saunabesuch fängt – aus hygienischen Gründen – mit einer

gründlichen Dusche an. Trocknen Sie sich danach sorgfältig ab: Trockene Haut schwitzt schneller. Wer kalte Füße hat, nimmt ein warmes Fußbad.

2. 8 bis maximal 15 Minuten in der Saunakabine genügen. Sobald es Ihnen zu heiß wird, gehen Sie raus! Nicht warten, bis der Körper durch Herzklopfen und flache Atmung ansagt, daß es ihm zuviel wird. Neulinge müssen sich erst an die Hitze gewöhnen. Wenn Sie in der Sauna gern liegen: Setzen Sie sich vor dem Rausgehen kurz aufrecht hin, damit Ihnen beim Aufstehen nicht schwindlig wird.

3. Gut abkühlen, am besten erst mal an der frischen Luft, auch im Winter. Gehen Sie dann, ehe Sie frösteln, unter die eiskalte Dusche, oder machen Sie Kneipp-Güsse am ganzen Körper. Ob Sie dann noch ins kalte Tauchbecken gehen wollen, ist Geschmackssache. Wer zu hohen Blutdruck hat, sollte das Tauchbecken auslassen. Ein warmes Fußbad und ein weiterer Kaltwasserguß verstärken die gesunde Abkühlung.

4. Drei Saunagänge genügen. Achten Sie darauf, daß die Ruhezeit dazwischen mindestens genausolang ist wie der Aufenthalt im Schwitzraum. Am besten legen Sie sich ruhig hin.

5. Zur Entspannung sollten Sie sich zuletzt noch einmal eine halbe Stunde ausruhen.

Dampfbad

Hier herrscht dicker Nebel: Die Temperaturen liegen zwischen 40 und 45 Grad Celsius. Dafür beträgt die Luftfeuchtigkeit fast 100 Prozent. Man schwitzt weniger als in der Sauna, weil der Schweiß in der feuchtigkeitsgesättigten Luft nicht verdunsten kann. Länger als 20 Minuten darf man nicht im Dampfbad bleiben. Danach geht es zu wie in der Sauna: kalte Dusche zum Abkühlen und zwei Wiederholungsgänge. Das Dampfbad hat eine ähnliche Wirkung auf den Körper wie die Sauna: Verhornte Hautschüppchen werden abgestoßen, die Haut wird besonders intensiv gereinigt. Haut und Organismus werden abgehärtet, der Kreislauf wird angeregt. Wohltuend wirkt das Dampfbad bei Bronchitis, Asthma und rheumatischen Erkrankungen.

Was ist was?
Kleines Kosmetiklexikon

ALLANTOIN macht die Haut zart und glatt und beschleunigt die Vernarbung von Wunden. Allantoin kommt als Naturprodukt in Beinwell vor, wird aber auch synthetisch hergestellt. Verwendet wird es unter anderem in Aknepräparaten, After-sun-Produkten, in der Zahn- und Fußpflege, in Gesichtswasser und Haarwasser.

ALOE VERA – ein Liliengewächs, das vorwiegend in Texas und Florida angebaut wird. Seine Blätter enthalten ein Gel, das Feuchtigkeit spendet, die Haut glättet und das Wachstum der Zellen anregt. In vielen Hautpflegeserien und Sonnenschutz.

ANTIOXYDANTIEN sind natürliche (zum Beispiel Vitamin E oder Sesamöl) oder synthetische Stoffe, die verhindern, daß Fett, Cremes oder Öle durch Licht, Wärme oder Verunreinigungen (wenn man mit dem Finger in den Cremetopf langt!) verderben.

AVOCADOÖL wird Hautpflegeprodukten zugesetzt, weil es reich an verschiedenen Vitaminen ist.

AZULEN kommt in vielen ätherischen Ölen, hauptsächlich aber in Kamille- und Schafgarbeöl vor. Es ist entzündungshemmend. In Hautpflegepräparaten und Lippenpflegestiften zum Beispiel.

BENZOYLPEROXYD = ein Schälmittel für Aknehaut.

BIENENWACHS wird in warmem Wasser geschmolzen, bevor es – gereinigt von Pestiziden und manchmal auch gebleicht – in Cremes und Lippenstiften verarbeitet wird.

BLÜTENPOLLEN werden von den Bienen nach Hause geschleppt. Sie sind in Pflegecremes, weil sie reich an Protein, Mineralien und Spurenelementen sind.

CALENDULAEXTRAKT wird aus der Ringelblume gewonnen. Es wirkt unter anderem durchblutungsfördernd und regt die Gewebebildung an. In Produkten für die reife Haut, Sonnenschutzmitteln und Hautschutzpräparaten.

CAROTIN = Provitamin A. Es wird Sonnenschutzmitteln als Verstärkung des Lichtschutzes zugesetzt.

DIOXAN – ein Lösungsmittel für Fette und fettlösliche Farbstoffe – ist hoffentlich bald in keinem Schaumbad oder Shampoo mehr zu finden: es steht im Verdacht, krebserregend zu sein.

ELASTIN kommt im Bindegewebe der Haut als hochelastische Fasern vor. Elastin ist ein Protein, das in fast allen Cremes und Emulsionen gegen Falten zu finden ist, weil es die Haut glättet. Auch in Haarpflegeprodukten.

EMULGATOR – eine oberflächenaktive Substanz, die dafür sorgt, daß sich beispielsweise so unverträgliche Stoffe wie Öl und Wasser miteinander vermischen.

EMULSION. In der Kosmetik entweder eine O/W-Emulsion (Öl in Wasser), das heißt in einer wäßrigen Lösung sind die Fettstoffe tropfenförmig verteilt. Oder umgekehrt: Die Wassertröpfchen sind im Fett oder Öl verteilt – dann heißt das Ganze W/O-Emulsion (Wasser in Öl).

FORMALDEHYD – einst beliebtes Konservierungsmittel – ist heute kaum noch in kosmetischen Produkten zu finden, weil es krebserregend sein soll. Es muß ab 0,05 Prozent deklariert werden. In Nagelhärtern sind bis zu 5 Prozent erlaubt.

HAMAMELIS = Zauberstrauch. Seine Extrakte wirken adstringierend und entzündungshemmend. In Hautpflegeprodukten und Gesichtswasser zu finden.

HARNSTOFF spielt eine große Rolle in der Kosmetik wegen seiner feuchtigkeitsspeichernden und entzündungshemmenden Fähigkeiten. Weites Anwendungsgebiet: Hautpflege, Zahnpflege, Shampoos, Gesichtswasser, Dusch- und Badezusätze.

HYALURONSÄURE – in vielen Cremes und Lotionen – speichert Feuchtigkeit in der Haut. Hyaluronsäure wird aus Abfallprodukten des Schlachthofs gewonnen – auch wenn Sie das nicht hören wollen.

ICHTHYOL wird aus bestimmten Schieferarten destilliert. Es enthält etwa zehn Prozent Schwefel und wird in Produkten gegen unreine Haut, Akne und Schuppen verwendet.

JOJOBAÖL wird aus den Samen des Jojobastrauchs gepreßt und mittlerweile auch schon synthetisch hergestellt. Seine heilenden Eigenschaften kannten schon die Indianer Mexikos. In Hautpflegeprodukten soll es die Haut weich und geschmeidig machen.

KATHON hat als Konservierungsmittel Formaldehyd abgelöst – ist aber mittlerweile wegen seiner allergenisierenden Wirkung stark umstritten.

KERATIN kommt als Eiweißkörper in Haaren und Nägeln vor. In Haarpflegeprodukten, Wimperntusche und Nagelpflege zur Stärkung zu finden.

KOLLAGEN ist ein Protein, das bereits in der menschlichen Haut vorhanden ist.

In der Kosmetik wird ein natives (= von Tieren gewonnenes) Kollagen verwendet für Cremes, die die Haut glätten.

LANOLIN = Wollwachs, vielfach als Grundstoff für Cremes verwendet, weil es ausgesprochen hautfreundlich ist – wenn Sie nicht allergisch dagegen sind!

LECITHIN wird aus Eiern, aber auch aus Sojabohnen oder Sonnenblumen zum Beispiel gewonnen. Die wachsartige Masse soll das Entfetten der Haut verhindern und ist deshalb in Produkten wie Seife, Duschgels und Shampoos zu finden. In Cremes und Lippenpflegestiften ist Lecithin ein Überfettungsmittel.

LIPOSOME sind winzige Kügelchen aus Fett, gefüllt mit Wasser. Im wäßrigen Innenraum lassen sich hydrophile Wirkstoffe einbauen, in die Hülle fettlösliche. In fast allen Wirkstoffcremes, Augencremes, Masken, Ampullen und auch in Make-up-Produkten.

PANTHENOL – Provitamin B 5. Es glättet spröde Haut, macht aber auch das Haar glänzend. In Haut- und Lippenpflegeprodukten, Sonnenschutz und Haarpflege.

PARABENE (auch PHB–Ester) sind die am häufigsten verwendeten Konservierungsmittel. Sie werden oft mit anderen Konservierungsstoffen kombiniert.

PH-WERT DER HAUT. Er liegt zwischen 5,5 und 6,5 im leicht sauren Bereich einer Skala, die von 1 = sehr sauer bis 14 = alkalisch reicht. Das ist das chemische Milieu des Säureschutzmantels, Naturschutz der Haut gegen Bakterien.

POLYMERE ist die chemische Bezeichnung für Riesenmoleküle. In der Haarpflege wird dieses Wort für besonders wirksame Pflegestoffe verwendet.

PROTEINE – Hauptbestandteil der Haut – sind Eiweißstoffe, die sich aus verschiedenen Aminosäuren zusammensetzen. Sie sollen die Haut glätten, Feuchtigkeit binden und die Kämmbarkeit der Haare verbessern.

SYNDET sieht aus und wirkt wie Seife (flüssige oder feste), ist aber im Gegensatz zum Naturprodukt Seife komplett aus synthetischen Rohstoffen hergestellt.

TALKUM ist ein natürlicher mineralischer Stoff, der als Grundlage für Puder und als Lichtschutz verwendet wird.

TENSIDE sind waschaktive Substanzen.

TITANDIOXID wird als gut deckendes Weißpigment in der dekorativen Kosmetik und in Sunblockern verwendet.

VITAMIN-A-SÄURE wird – unter ärztlicher Aufsicht – zur Behandlung von Akne, aber auch zur Faltenbekämpfung eingesetzt. Die Haut wird mit der Säure abgeschält.

Bücher zum Thema

Franz Binder/Josef Wahler:
Bewußt essen,
Veritas-Verlag Linz 1989

Aggy und Frank Burczyk:
Kosmetik-Lexikon,
Ehrenwirth Verlag München 1989

Horst Fey:
Wörterbuch der Kosmetik,
Wissenschaftliche Verlagsanstalt Stuttgart 1974

Shakti Gawain:
Stell Dir vor,
rororo-Taschenbuch 8093; 1987

Elmar Gruber/Susan Fassberg:
New-Age-Wörterbuch,
Herderbücherei Band 1310; 1986

Michael Hamm:
Dick durch Diät?
Mosaik-Verlag München (ohne Jahresang.)

Margaret Minker:
Mit eigenen Augen sehen,
Brigitte-Buch im Mosaik-Verlag München 1989

Margaret Minker/Renate Scholz:
Schönheitsoperationen,
Brigitte-Buch im Mosaik-Verlag München 1988

Johanna Nachtnebel:
Vitamine,
Orac-Verlag Wien 1989

Dr. Wolfgang Raab:
Lichtfibel,
Gustav-Fischer-Verlag Stuttgart 1990

Barbara Rias-Bucher:
Vollwert-Diät,
Brigitte-Buch im Mosaik-Verlag München 1989

Barbara Rias-Bucher:
Vollwert. Jeden Tag!
Brigitte-Buch im Mosaik-Verlag München 1989

Renate Scholz:
Körperkorrekturen,
Brigitte-Buch im Mosaik-Verlag München 1990

Wilfried Umbach (Herausgeber):
Kosmetik,
Georg Thieme Verlag Stuttgart 1988

Dr. med. Wolf Ulbrich:
Schmerzfrei durch Akupressur und Akupunktur,
Heyne-B. Nr. 4497; 1975

Bilder der Wissenschaft extra:
Vitamine,
Deutsche Verlags-Anstalt (ohne Jahresang.)

Sonderheft Kosmetik,
Stiftung Warentest,
Oktober 1989

Brigitte-Themen als Brigitte-Bücher

Naturheilweisen
vorbeugen – helfen – heilen
Von Renate Scholz und Margaret Minker

Schönheitsoperationen
Entscheidungshilfen – Operationsmethoden – Alternativen
Von Margaret Minker und Renate Scholz

Körperkorrekturen
Ein Ratgeber für Erwachsene und Kinder
Von Renate Scholz

Fit & Schön
Bewegung, Entspannung, Ernährung, Gesundheit
Von Karin Felix

Schön sein
Von Ingeborg Wittman

Brigitte Diät
Von Helga Köster

Brigitte Diät/2
Von Helga Köster

Brigitte-Vollwert-Diät
Von Barbara Rias-Bucher

Vollwert. Jeden Tag!
Von Barbara Rias-Bucher

Vollwert-Menüs
Von Barbara Rias-Bucher

Fleischlos glücklich Neue Rezepte
Von Barbara Rias-Bucher

Kochen für die Klicke

Mikrowelle
Von Inge Schiermann

Backen
Die 150 besten Rezepte mit Backschule für 10 Teige
Von Burgunde Uhlig und Christa Lösch

Brigitte-Rezepete
Die 300 beliebtesten Sammelrezepte aus Brigitte

Das mache ich selbst
Reparaturen zu Hause – leichtgemacht
Von Walter Diem

Puppenmode
Von J. Barthel und G. Heine

Kinderfeste
Von Gisela Könemund

Kinder basteln
Von Gisela Könemund

Starke Mädchen
Geschichten für Kinder
Von Anne Steinwart

Neues Nähen
Von Käthe Fischer und Antje v. d. Heyde

Heiraten
Das genaue Drehbuch für das schönste Fest Ihres Lebens
Von Hannelore Krollpfeiffer

wer hat schon flügel
Gedichte von Anne Steinwart

Nicht aufzuhalten
Neue Gedichte von Anne Steinwart

Den Arm voller Blumen für euch
Gedichte

Weil es nichts Schöneres gibt
Liebesgedichte

Tränen ersatzlos gestrichen
Gedichte von Frauen

Nähe ganz nahe Nähe
Gedichte vom Leben zu zweit

Woher kommt die Hoffnung
Gedichte

Wir treffen uns morgen
Die schönsten Erzählungen aus Brigitte

Empfängnisverhütung
Von Angelika Blume

Wechseljahre – Aktualisierte Ausgabe
Von Sylvia Schneider

Männerleben
Sexualität, Beziehungen, Gesundheit
Von Sylvia Schneider

Männer über Frauen
20 ganz persönliche Betrachtungen prominenter Zeitgenossen

Als Kind mißbraucht
Von Angelika Gardiner-Sirtl

Frauen machen sich selbständig – Aktualisierte Ausgabe
Von Erika Markmann

Frauenberufe mit Zukunft
44 Berufsporträts mit Planungshilfen und Checklisten
Von Eva Dörpinghaus

Wenn Sie mich so fragen
Rosemarie von Zitzewitz gibt Antworten auf Benimmfragen

Das zweite Glück
Erfahrungen mit der zweiten Partnerschaft
Von Andrea Kunsemüller

Eine Familie bleiben
Das gemeinsame Sorgerecht – ein neuer Weg bei Ehescheidungen
Von Barbara Wilde

Mit eigenen Augen sehen
Selbstliebe lernen
Körpergefühl verbessern
Ein Handbuch für Frauen
Von Margaret Minker

Selbstsicher reden
Ein Leitfaden für Frauen
Von Christiane Tillner und Norbert Franck